U0118900

「瑜伽文库」编委会

瑜伽文库
YOGA LIBRARY

主　编　王志成

编　委　陈俏娥　陈　思　曹　政
陈　涛　方　桢　富　瑜
高光勃　何朝霞　菊三宝
科　雯　Ranjay　灵　海
刘从容　刘韦彤　路　芳
迷　罗　沙　金　顺　颐
宋光明　王保萍　王东旭
闻　中　吴　聪　吴均芳
吴铭爵　尹　岩　张新樟
朱彩红　周昀洛　朱泰余

格兰达本集

【古印度】格兰达 / 著
【印度】G. S. 萨海 / 注
王志成　灵海 / 译
陈涛 / 校

四川人民出版社

图书在版编目（CIP）数据

格兰达本集 / (印) 格兰达著 ; (印) G.S.萨海注 ; 王志成, 灵海译. -- 成都 : 四川人民出版社, 2023.10
（瑜伽文库 / 王志成主编）
ISBN 978-7-220-13465-4

Ⅰ. ①格… Ⅱ. ①格… ②G… ③王… ④灵… Ⅲ. ①瑜伽—基本知识 Ⅳ. ①R793.51

中国国家版本馆CIP数据核字(2023)第172636号

GELANDA BENJI

格兰达本集

[古印度] 格兰达 / 著　[印度] G. S. 萨海 / 注
王志成 灵海 / 译　陈涛 / 校

责任编辑	陈　涛
封面设计	肖　洁
版式设计	戴雨虹
责任校对	吴　玥
责任印制	周　奇
出版发行	四川人民出版社（成都三色路238号）
网　　址	http://www.scpph.com
E-mail	scrmcbs@sina.com
新浪微博	@四川人民出版社
微信公众号	四川人民出版社
发行部业务电话	（028）86361653　86361656
防盗版举报电话	（028）86361653
照　　排	四川胜翔数码印务设计有限公司
印　　刷	成都东江印务有限公司
成品尺寸	130mm×185mm
印　　张	10
字　　数	176千
版　　次	2023年10月第1版
印　　次	2023年10月第1次印刷
书　　号	ISBN 978-7-220-13465-4
定　　价	68.00元

■版权所有·侵权必究
本书若出现印装质量问题，请与我社发行部联系调换
电话：（028）86361656

“瑜伽文库”总序

古人云：观乎天文，以察时变；观乎人文，以化成天下。人之为人，要旨即在切入此间天人之化机，助成参赞化育之奇功。在恒道中悟变道，在变道中参常则，“人”与“天”相资为用，时时损益且鼎革之。此诚“文化”演变之大义。

中华文明源远流长，含摄深广，在悠悠之历史长河中，不断摄入其他文明的诸多资源，并将其融会贯通，从而返本开新、发闳扬光。古有印度佛教文明传入，并实现了中国化，成为中华文明之整体的一个有机部分。近代以降，西学东渐，一俟传入，也同样熔铸为中华文明之一部，唯其过程尚在持续之中。尤其是20世纪初，马克思主义传入中国，并迅速实现中国化，推动了中国社会的巨大变革……

任何一种文化的传入，最基础的工作都是该文化的经典文本的传入。因为不同的文化往往基于不同的语言，故文本的传入就意味着文本的翻译。没有文本的翻译，文化的传入就难以为继，无法真正兑现为精神之力。佛教在中国扎根，需要很多因缘，而持续近千年的佛经翻译无疑具有特别重要的意义。没有佛经的翻译，佛教在中国的传播几乎不可想象。

随着中国经济、文化的发展，随着中国全面参与到人类共同体之中，中国越来越需要了解其他文化，需要一种与时俱进的文化心量与文化态度——一种开放的，并同时具有历史、现实、未来三个面向的态度。

公元前8世纪至公元前2世纪，在地球不同区域都出现过人类智慧的大爆发，这一时期通常被称为“轴心时代”（Axial Age）。这一时期形成的文明影响了之后人类社会2000余年，并继续影响着我们生活的方方面面。随着人文主义、新技术的发展，随着全球化的推进，人们开始意识到我们正进入“第二轴心时代”。但对于我们是否已经完全进入这样一个新的时代，学者们尚持不同的观点。英国著名思想家凯伦·阿姆斯特朗（Karen Armstrong）认为，我们正进入第二轴心时代，但我们还没有形成第二轴心时代的价值观，我们还依赖着第一轴心时代的精神遗产。全球化给我们带来诸多便利，但也带来很多矛盾和张力，甚至冲突。这些冲突一时难以化解。因此，我们须要在新的历史境遇下重新审视轴心文明丰富的精神遗产。此一行动，必是富有意义的，也是刻不容缓的。

我们深信：第一，中国的轴心文明，是地球上曾经出现的全球范围的轴心文明的一个有机组成部分；第二，历史上的轴心文明相对独立，缺乏足够的互动与交融；第三，在全球化背景下不同文明之间的互动与融合必会加强和加深；第四，第二轴心时代文明不可能凭空出现，须以历史的继承和发展为前提。诸文明的互动和交融是发展的动力，而发展的结果将构成第二轴心时代文明的重要资源与有机组成部分。

简言之，由于我们尚处在第二轴心文明的萌发期和创造期，一切都还显得幽暗和不确定。我们应该主动地为新文明的发展提供自己的劳作，贡献自己的理解。考虑到我们自身的特点，我们认为，极有必要继续引进和吸收印度正统的瑜伽文化和吠檀多典籍，并努力使之与中国固有的传统文化及尚在涌动之中的中国当代文化互勘互鉴乃至接轨，努力让古老的印度文化服务于中国当代的新文化建设，并最终服务于人类第二轴心时代文明之发展。此所谓“同归而殊途，一致而百虑”。基于这样朴素的认识，我们希望在这些方面做一些翻译、注释和研究工作，出版瑜伽文化和吠檀多典籍就是其中的一部分。这就是我们组织出版这套“瑜伽文库”的初衷。

由于历史与个体经验皆有不足，我们只能在实践中不断累积行动智慧，慢慢推进这项工作。所以，我们希望得到社会各界和各方朋友的支持，并期待与各界朋友有不同形式的合作与互动。

“瑜伽文库”编委会

2013 年 5 月

“瑜伽文库”再序

经过多年努力，“瑜伽文库”已粗具体系化规模，涵盖了瑜伽文化、瑜伽哲学、瑜伽心理、瑜伽实践、瑜伽疗愈、阿育吠陀瑜伽乃至瑜伽故事等，既包含古老的原初瑜伽经典，又包含古老瑜伽智慧的当代阐释和演绎。瑜伽，这一生命管理术，正滋养着当下的瑜伽人。

时间如梭，一切仿佛昨日，然一切又有大不同。自有“瑜伽文库”起，十余年来，无论是个人，还是环境、社会，抑或整个世界，都经历了而且正在经历着深刻且影响深远的变化。在这个进程中，压力是人们普遍的感受。压力来自个人，来自家庭，来自社会。伴随着压力的，是无措、无力、无奈，是被巨大的不确定性包裹着的透支的身体和孤悬浮寄的灵魂。

不确定性，是我们这个世界的普遍特征，而我们却总渴望着确定性。在这尘世间，种种能量所建构起来的一切，都是变动不居的。一切的名相都是暂时的、有限的。我们须要适应不确定性。与不确定性为友，是我们唯一的处世之道。

期盼，是我们每个人的自然心理。我们期盼身体康健、工作稳定、家庭和睦，期盼良善地安身立命，期盼世界和平。

责任，是我们每个人都须要面对、须要承担的。责任就是我们的存在感：责任越大，存在感越强；逃避责任或害怕责任，则让我们的存在感萎缩。我们须要直面自身在世上的存在，勇敢地承担我们的责任。

自由，是我们每个人真正渴望的。我们追求自由——从最简单的身体自由，到日常生活中的种种功能性自由，到内心获得安住的终极存在的自由。自由即无限，自由即永恒。

身份，是我们每个人都期望确定的。我们的心在哪里，我们的身份就在哪里。心在流动，身份在转变。我们渴望恒久的身份，为的是尘世中的安宁。

人是生成的。每个个体好了，社会才会好，世界才会好。个体要想好，身心安宁是前提。身心安宁，首先需要一个健康的身体。身体是我们在这世上存在的唯一载体，唯有它让我们生活的种种可能性得以实现。

身心安宁，意味着有抗压的心理能量，有和压力共处的能力，有面对不确定的勇气和胆识，有对自身、对未来、对世界的期盼，有对生活的真正信心、对宇宙的真正信心、对人之为人的真正信心。有了安宁的身心，才能履行我们的责任——不仅是个体的责任，还有家庭的责任、社会的责任、自然和世界的责任。我们要有一种宇宙性的信心来承担我们的责任。在一切的流动、流变中，“瑜伽文库”带来的信息，可以为承担这种种的责任提供深度的根基和勇气，以及实践的尊严。

“瑜伽文库”有其自身的愿景，希望为中国文化做出时代性的持续贡献。“瑜伽文库”探索生命的意义，提供生命实践的路径，奠定生命自由的基石，许诺生命圆满的可能。“瑜伽文库”敬畏文本，敬畏语言，敬畏思想，敬畏精神。在人类从后轴心时代转向新轴心时代的伟大进程中，“瑜伽文库”为人的身心安宁和精神成长提供帮助。

人是永恒的主题。“瑜伽文库”并不脱离或者试图摆脱人的身份。人是什么？在宏阔的大地上，在无限的宇宙中，人的处境是什么？“瑜伽文库”又不仅仅是身份的信息。透过她的智慧原音，我们坦然接受人的身份，却又自豪并勇敢地超越人的身份。我们立足大地，我们又不只属于大地；我们是宇宙的，我们又是超越宇宙的。

时代在变迁，生命在成长。走出当下困境的关键，不在于选择，而在于参与，在于主动地担当。在这个特别的时代，我们见证一切的发生，参与世界的永恒游戏。

人的经验是生动活泼的。存在浮现，进入生命，开创奋斗，达成丰富，获得成熟，登上顶峰，承受时间，生命圆满——于这一切之中领略存在的不可思议和无限可能。

“瑜伽文库”书写的是活泼泼的人。愿你打开窗！愿你见证！愿你奉献热情！愿你喜乐！愿你丰富而真诚的经验成就你！

“瑜伽文库”编委会

2020 年 7 月

目　录

译者序

作为瑜伽谱系中的一种特殊类型，哈达瑜伽早就成了当代社会的瑜伽主流。在世界各个角落，都可看到习练哈达瑜伽的男男女女。通过习练瑜伽，人们普遍希望获得健康的身体、稳定的心理和充足的生命能量。

公认的哈达瑜伽经典，主要有《哈达瑜伽之光》《格兰达本集》《希瓦本集》《瓦希斯塔本集》《牧牛尊者百论》《雅伽瓦卡亚瑜伽》等。其中最为国内瑜伽界所熟悉的当是《哈达瑜伽之光》。通过这部经典，人们可以洞悉哈达瑜伽的基本奥秘。而另外一部特别重要的哈达瑜伽经典，就是读者手上拿着的这本《格兰达本集》（*Gheraṇḍa Saṃhitā*）。

《格兰达本集》的作者是格兰达（Gheraṇḍa）。不过，关于此人，人们几乎一无所知。因此，人们的关注点自然只能落在文本本身。

同绝大多数瑜伽经典一样，《格兰达本集》也是对话体，记录的是格兰达与其弟子羯达·卡帕利（Caṇḍa Kāpāli）之间的对话——弟子提问，师父解答。这些内容高度专业，涉及生理、心理、医学、哲学等领域；与此同时又非常具有实践性，面向的是社会大众。它涵盖哈达瑜伽谱系中 21 种清洁法、32 种体位法、25 种身印法、5 种制感法、11 种调息法、5 种冥想法[①]、6 种三摩地，总计 105 种实践方法。其内容如此丰富，以至于被视为“瑜伽小百科”。通过这部经典，可以比较完整地看到并理解哈达瑜伽的全貌。

须要提请读者注意的是，这样一部重要的哈达瑜伽经典，却没有使用“哈达瑜伽”一词，而是使用“格达斯塔瑜伽”（ghaṭastha yoga）与“格达瑜伽”（ghaṭa yoga）。“格达”，义为身体。格兰达认为，人能够利用的工具，最基本的就是人的身体。然而，人的身体，就如陶坯，没有经历“瑜伽之火”的煅烧，就无法使用。清洁法、体位法、身印法、制感法、调息法、冥想法、三摩地，这七种瑜伽修习方法（七支），便是“瑜伽之火”。格兰达的七支瑜伽是“通过身体”的瑜伽，《格兰达本集》所讨论的，都是哈达瑜伽的实践。或者，也可以简单地说，格达瑜伽和哈达瑜伽

---

① 格兰达说，“冥想法有三种：粗糙冥想、光明冥想和精微冥想”（Ⅵ / 1），而在具体讨论时，粗糙冥想和光明冥想又分别对应两种形式。因此萨海认为在格达瑜伽中，冥想法实际上有五种。此处从其说。——译者

是同一个瑜伽“事实”，只是叫法不同而已。这就是瑜伽传统上把《格兰达本集》归于哈达瑜伽谱系的原因。当然，读者可以发现，在具体的实践中，格兰达非常关注瑜伽修习与阿育吠陀传统医学之间的联系。所以在某种意义上，我们也可以把《格兰达本集》视为一部阿育吠陀瑜伽经典。正如帕坦伽利《瑜伽经》、斯瓦特玛拉摩《哈达瑜伽之光》所探讨的都是对身体、对生命的管理一样，《格兰达本集》也是一部关于身体和生命管理的瑜伽经典。

瑜伽实践，首先需要良好的道德。尽管同《哈达瑜伽之光》一样，《格兰达本集》没有明确把道德的要求——相当于帕坦伽利瑜伽中禁制和劝制的内容，视为独立的一“支”，但这并不意味着格兰达无视道德。相反，格兰达特别关注瑜伽的道德，尤其是修习者行为的自律。在我看来，格兰达瑜伽中之所以没有禁制和劝制这两支，是因为格兰达已经预设了他的弟子羯达·卡帕利在道德方面是合格的。这是读者们须要特别留意的。

在《格兰达本集》提供的瑜伽“工具箱”中，有多达105种方法。这并不意味着每一种方法我们都必须实践。修习者可以根据个人的实际情况，尤其是体质情况，选择其中的若干种去实践。同时，读者还要特别注意的是，有些清洁法太过古老，如今已经不再适用；有些体位颇具危险性，并不适合大众实践；个别冥想和三摩地，只适合特定体质的修习者。为了保证经典的完整性，我们还是保留了这些内容。我们强烈建议在合格的教练或者导师的指导下学习、实践这部经典中的瑜伽之法。

文本翻译工作，是由我和灵海共同完成的。在翻译的过程中，我们得到了诸多同道的帮助和支持。这里，要特别感谢王东旭、岚吉、张建斌和曹政博士的帮助，感谢苏磨教育的菊三宝、刘韦彤、施红、爱琳，以及周昀洛、陆圆圆的支持。也要特别感谢萨海教授，他对经典中某些古老内容的精妙阐释，帮助我们直抵格兰达瑜伽的堂奥。

最后要特别感谢四川人民出版社资深编辑何朝霞老师、陈涛老师。可以说，没有何老师的识玉之功，没有陈老师的攻玉之能，就没有这部被世代瑜伽修习者视若拱璧的哈达瑜伽经典在中文世界的问世。相信这部古老的瑜伽经典会给中国瑜伽带来新的动力。

是为序。

王志成

2022 年 12 月 10 日

于浙江大学

导 论

《格兰达本集》是哈达瑜伽的一个重要文本，然而格兰达本人却不称“哈达瑜伽”（haṭha yoga），而说“格达瑜伽”或“格达斯塔瑜伽”。实际情况是，在众哈达瑜伽文本中，《格兰达本集》都占有特殊的地位。

格兰达把人的身体比作尚未烧制的土罐。为了成就瑜伽的最高状态，必须用各种瑜伽练习来“煅烧”这具身体。实践格兰达所教的瑜伽练习方法，身体就会在瑜伽之火的煅烧中变得纯净。唯此时，吉瓦（jīva，个体自我）才能获得成就三摩地的能力，继而获得自由／解脱。

值得我们思考的重要一点是，为什么格兰达选择使用“格达斯塔瑜伽”与“格达瑜伽”来代替流行的、著名的“哈达瑜伽”一词。格兰达在其文本中讨论的几乎所有的实践，都是流行的哈达瑜伽的实践，甚至这些瑜伽实践在有《格兰达本集》之前就已经为人们所熟知。我们从《格兰达本集》

的文本出发，去试着理解格兰达本人的思想。

格兰达接受了两个重要的基本观念：一是人的身体就像土罐；一是个体灵魂。每个人在今生与往世所做的善行与恶行，其结果就是个体灵魂在这世上获得身体，然后，再次通过这身体做下或善或恶的行为，再次获得身体……或者换句话说，就是一次次地出生。这就是生死轮回。要想打破这链条，终止轮回，就必须使身体获得达成这一目标的能力。虚弱之躯奈何不了生死之轮，总是被迫做下善行或恶行，延续生死轮回。要阻止这生死之轮，打破这生死之链，就必须投入瑜伽之火煅烧身体。

有一本叫《瑜伽种子》（*Yogabīja*，37—38）的书，非常清楚地解释了为何必须要煅烧这土罐似的身体：

śītoṣṇasukhduḥkhādyaiḥ vyādhibhirmānavaistathā /
anyairnānāvidhairjīvaiḥ śastrāgnijalamārutaiḥ //
śarīraṃpīḍyate cāsya cittaṃ saṅkṣubhyate tata // 37 //
prāṇāpānavipattau tu kṣobhamāyāti mārutaḥ /
tato duḥkhaśatairvyāptaṃcittaṃ saṅkṣubhyate nṛṇām // 38 //

意思是：身体不断经历寒热与苦乐，不断遭罹疾病，不断承受外力击打，不断经受水灾、火灾……这一切遭际使得人心极度困惑、高度不安。

在以上这两节经文中，《瑜伽种子》的作者区分出了三种痛苦：体内痛苦（ādhyātmika）、体外痛苦（ādhibhautika）和超自然痛苦（ādhidaivika）。

因为这些痛苦，命根气（prāṇa）和下行气（apāna）受到干扰，导致风（vāyu，瓦予）的功能紊乱。风的功能紊乱，导致吉瓦遭受苦难。

所有这一切的发生，都是因为身体没有得到“煅烧”。想要摆脱这些困扰，获得自由／解脱，就必须锻炼身体。《瑜伽种子》中的这一观点，也见于《瑜伽顶奥义书》（*Yogaśikhopanoṣad*）（Ⅰ/28—30）。

这一观点，也可以用迦梨陀娑（Kālidasa）《鸠摩罗出世》（*Kumārasambhava*）中那句著名的格言来印证。迦梨陀娑说：

śarīramādyaṃ khaludharmasādhanam

意思是：正是通过身体，人才能依正法修持（dharma sādhanā）。这里，“正法”的意思是最高的目标，即解脱（mokṣa）。

实际上，凭借“通过身体的瑜伽”的实践，吉瓦最终获得这样的能力：觉悟到它自身与以身体为形的土罐是不同的（Ⅷ / 20）。这时，瑜伽士就既不执于他自己的身体，又不执于他的儿子、妻子、朋友，亦不执于金钱。他于一切对象，不生属我性（mineness）。这意味着他成就了格达瑜伽。

作者其人

正如书名所表，本书的作者是格兰达。瑜伽士传统中没有格兰达这个名字，我们也没有在任何文本中见到过这个名字。但是，没有这个名字并不意味着这个文本不重要。这个书名可能吸引不了某些瑜伽修习者或学者，他们可能认为这本书讲的是瑜伽以外的什么东西。但无论如何，我们都应该关注这一文本，恭谨以待。在此基础上，还要向格兰达致敬！我们要感谢格兰达牟尼，以如此卓越的方式呈现了哈达瑜伽，并把《格兰达本集》作为礼物，献给了瑜伽实践者。

凯瓦拉雅答玛（Kaivalyadhama）出版过一个关于格兰达的文本，其中引用布里格斯（H. W. Briggs）的话说，格兰达是孟加拉一位有成就的瑜伽士。在《格兰达本集》（Ⅶ / 18）中，我们也发现了相关的表述：

Jale viṣṇuḥ sthale viṣṇuḥviṣṇuḥ parvatamastake /

jvālamālākule viṣṇuḥ sarvaṃ viṣṇumayaṃ jagat //
毗湿奴在水中，
毗湿奴在大地上，
毗湿奴在山顶，
毗湿奴在火焰中，
毗湿奴周遍整个宇宙。

除了是毗湿奴的信徒外，格兰达还是商羯罗吠檀多不二论的伟大追随者。他在第一章的开头即提到摩耶（māyā）和正知（jñāna right）的概念，便证实了这一点。格兰达说：

nāsti māyāsamaḥ pāśo nāsti yogātparaṃ balam /
nāsti jñānāt parobandhurnāhaṅkārātparo ripuḥ //
没有陷阱如摩耶，
没有力量胜瑜伽，
没有朋友及知识，
没有敌人赛私我。

格兰达的年代

我们没有关于格兰达牟尼生活年代的任何信息。通常，要确认年代，必须要有内部和外部的证据。不巧的是，在

《格兰达本集》的经文中，我们没有发现任何可以作为内部证据的东西，帮助我们确定格兰达牟尼生活年代的时间上限。凯瓦拉雅答玛整理出版的《格兰达本集》评述版中说道，在整理《格兰达本集》时参考了一些手稿，其中大多数都提到了《哈达瑜伽之光》第一章第一节经文。这表明《格兰达本集》一定晚于《哈达瑜伽之光》。凯瓦拉雅答玛出版的《哈达瑜伽之光》评述版认为，《哈达瑜伽之光》的年代在 1350—1450 年。这指出了格兰达生活年代的时间上限。也就是说，《格兰达本集》不会早于 14 世纪。

我们可以根据外部证据来确定格兰达生活年代的时间下限。凯瓦拉雅答玛的编辑们找到的最古老的手稿是 1802 年的，它存放在西孟加拉邦加尔各答的皇家亚洲学会。有个理论说，一本书要得到认可，需要 100 年左右的时间，到那时书的手稿才会被珍藏起来。如果我们接受这一理论，则由此出发可以推定，《格兰达本集》出现的时间当在 18 世纪以前。所有这些结论都基于假设和现有的资料，还需要更多的研究予以证实。不过，我们可以非常肯定地说，这部书的重要性并不取决于它何时写就、作者是谁，或者它有多么古老，而主要取决于它的内容、它的表述及它的适用性、可靠性和实用性。从所有这些角度看，《格兰达本集》都是非常重要的文本，对瑜伽实践者非常有用。

格兰达的哲学

可能读者已经注意到了，格兰达用了两个名词来指称他的瑜伽：“格达斯塔瑜伽”和“格达瑜伽”。格兰达的瑜伽哲学就隐藏在这两个名词之中。

格达斯塔瑜伽。《格兰达本集》第一章第二节中羯达·卡帕利就用了这个词。格达（ghaṭa），意思是“土罐”，对应着我们当前的身体。斯塔（stha），意思是“住在里面”。因此，“格达斯塔”的完整意思就是“那住在土罐里或身体里的”。那住在身体里的正是个体自我，也就是吉瓦。当我们说格达斯塔瑜伽时，它的意思是，为着那住在身体里的吉瓦的瑜伽。这里，瑜伽，代表着获得解脱的方法。因此，“格达斯塔瑜伽”的完整意思就是“使住在身体里的吉瓦获得解脱的方法”。在第一章的前几节经文中，格兰达明确表示，他关心的是吉瓦所受的束缚，而对于吉瓦而言，解脱是必要的。吉瓦在生死轮回中流转，行善或行恶，并因此获得相应的身体。《格兰达本集》的指归是，以各种瑜伽实践，确保吉瓦获得解脱。瑜伽士将最终达至三摩地，而入独存（nirliptatā）——此为解脱的基本条件。

格达瑜伽。虔信瑜伽、智慧瑜伽、行动瑜伽都是我们熟悉的字眼，格达瑜伽宜归入它们一类。虔信瑜伽，是基于虔信（bhakti，爱）的瑜伽；行动瑜伽，是基于行动（karma，业）的瑜伽；而格达瑜伽，则是基于格达（身体）的瑜伽。认识到这一点很重要：身体既是束缚的原因，又是摆脱束缚的依托。唯有利用身体，才能摆脱身体的束缚。格兰达教给我们的方法，就是干预身体，使身体获得实践更高级瑜伽的能力。虚弱之身不得解脱。必须锤炼身体，才能达成瑜伽的最高目标，即解脱。这就是格兰达的哲学。

《格兰达本集》的主要特征

第一，文本采用对话体裁。

《格兰达本集》的全部文本，皆由格兰达牟尼和羯达·卡帕利之间的对话构成。羯达·卡帕利提问，格兰达牟尼作答，问答之间，格达瑜伽的全部奥秘被一一揭示。

灵性文本通常采用对话的形式。这一传统，尤受坦陀罗文本欢迎。以对话阐释瑜伽的例子很多很多。

《雅伽瓦卡亚瑜伽传承》（*Yogayajñavalkya Smṛti*），是雅伽瓦卡亚牟尼和他的妻子迦琪之间的对话。《瓦希斯塔本集》（*Vasiśṭha Saṃhitā*），是瓦希斯塔牟尼和他的儿子萨克提之间的对话。《格兰达本集》同样也是对话。

第二，格兰达把他的瑜伽称为格达瑜伽。

《格兰达本集》（Ⅰ/2）中描述的瑜伽是为格达瑜伽。

相较于哈达瑜伽，格兰达更喜欢这一另辟蹊径的叫法。他把人的身体类比为尚未煅烧的土罐。土罐，未经烧制不能盛水；人的身体也是一样，不经过种种瑜伽的锤炼，就不能承托更高的瑜伽目标。身体须在瑜伽之火中妥为煅烧。格兰达的瑜伽实践，与哈达瑜伽实践没有什么不同，只是格兰达不曾称之为哈达瑜伽实践而已。

第三，格达瑜伽七支。

把实践的方法分为若干“支”，是一种非常古老的传统。薄伽梵佛陀（Bhagawan Buddha）也对他的实践方法做了划分，谓之八正道（aṭṭamagga）。马哈拉吉·帕坦伽利（Maharṣi Patañjali）则有通过八支瑜伽（aṣṭāṅgayoga，又称阿斯汤迦瑜伽）点燃知识、分辨真假的理念。几乎所有的瑜伽文本，都将瑜伽实践分成若干支。《牧牛尊者百论》（*Gorakṣaśatakaṃ*）倡哈达瑜伽六支说，而《哈达瑜伽之光》则仅有四支。格兰达将格达瑜伽分作七支，分别是：清洁法、体位法、身印法、制感法、调息法、冥想法和三摩地。这些实践，依次带来纯净、力量、稳定、耐心、轻盈、觉悟和独存。

第四，格达七支序列都是非传统的。

格兰达接受了传统的分支思想，但没有遵循传统的实践次第。我们引用《哈达瑜伽之光》第一章中的一节经文对此进行说明：

āsanaṃ kumbhakaṃ citraṃ mudrākhyaṃ karaṇam tathā /

atha nādānusandhānaṃ abhyāsānukramohaṭhe //

意思是：哈达瑜伽实践的序列是体位、住气、身印和谛听秘音。

人们认为，这个序列非常合乎逻辑、非常科学：体位之后，就应练习住气即调息，以获得练习身印的能力——毕竟住气是身印实践的重要组成部分；这之后应即投入谛听秘音的实践。

而《格兰达本集》在讲解了清洁法和体位法后，便开始讲解身印。这是不寻常的。因为身印实践要求住气。因此，在还没有练习住气法之前，是不能练习身印的。

可以这么说，格兰达没有蹈袭哈达瑜伽的旧制。似乎格达瑜伽各支同等重要，并无特定的次第可言。

第五，《格兰达本集》是一部实用手册。

《格兰达本集》是一部非凡的实用手册，讲授行法共105种，包括：21种清洁法、32种体位法、25种身印法、5种制感法、11种调息法、5种冥想法、6种三摩地。

除此之外，内中还包含不少训导和戒条，比如关于膳食平衡，关于季候，关于时节、地点、场地的选择，等等。这样一部实用手册，必是哈达瑜伽实践者所需要的。尤其重要的是，在讨论格达瑜伽各支时，格兰达赋予每一支恰如其分的权重。

第六，不提禁制和劝制。

哈达瑜伽文本通常不讨论禁制（yama）和劝制（niyama）。实际上，提出这些禁制和劝制是有原因的。

帕坦伽利的阿斯汤迦瑜伽中的术语，哈达瑜伽文本通常是接受的。如此，我们心中便生出疑惑：既然哈达瑜伽接受了其他术语,为何单单不接受禁制和劝制呢？要知道，哈达瑜伽的系统文本，即《牧牛尊者百论》，也只接受了帕坦伽利八支瑜伽中的六支。

为何纷纷排斥禁制和劝制？《格兰达本集》《牧牛尊者百论》，甚至《哈达瑜伽之光》，都没有提到禁制和劝制。但是，我们有必要提醒瑜伽实践者，不提禁制和劝制，并不意味着否定禁制和劝制的必要性。对达成瑜伽目标而言，行为的道德最为重要。不守道德准则，就修不成瑜伽。

第七，清洁法对每个哈达瑜伽的实践者都必不可少。

之所以这么说，是因为哈达瑜伽的代表性文本《哈达瑜伽之光》，实际上是给清洁法打了个问号的，而斯瓦特玛拉摩（Svātmārāma）本人似乎并不认为所有人都要实践清洁法。他清楚地写道：

prāṇāyāmaireva sarve praśuṣyanti malā iti /
ācāryāṇām tu keṣāñcit anyat karma na sammatam //

意思是：仅靠调息便能清除身体所有的不洁。因此，根据某些瑜伽专家的说法，并不需要什么清洁法。这一说法似乎得到了斯瓦特玛拉摩的支持——他没有把清洁法列为哈达瑜伽的一支。

而格兰达则旗帜鲜明地提出了相反的观点。在讲解格达瑜伽各支时，他首先就提到了清洁法。这就是说，任何想要实践格达瑜伽的人，都必须修习清洁法。

第八，谛听秘音不是独立的一支。

在《哈达瑜伽之光》中，谛听秘音是哈达瑜伽的第四支。不是所有的哈达瑜伽文本都接受谛听秘音，格兰达虽然谈到谛听秘音，但他所说的谛听秘音自有其与众不同之处。他将内在秘音的思想融入了他的嗡声调息法（bhrāmarī prāṇāyāma），并且提到了《哈达瑜伽之光》中的所有秘音。格兰达认为谛听秘音是获致三摩地的重要方法（Ⅶ/5）。

第九，格达瑜伽/哈达瑜伽摆脱了坦陀罗的影响。

众所周知，左道坦陀罗（Leftist Tāntric，又称左道性力派）对哈达瑜伽影响很大，而这实际上导致了社会大众对哈达瑜伽和坦陀罗的抵制。我们必须感谢牧牛尊者（Gorakṣanātha），是他重塑了哈达瑜伽的荣耀，使哈达瑜伽为社会所接受。可即便是牧牛尊者，也不能使哈达瑜伽完全摆脱坦陀罗的影响。在这一点上，《哈达瑜伽之光》、《哈达珠串》（*Haṭharatnāvalī*）、《希瓦本集》等文本，在讲解金刚力身印（vajroli mudrā）时就表现得很明显。瓦苏（Ray Bahadur Srish Chandra Vasu）甚至在翻译《希瓦本集》时，直接略去有关金刚力身印的内容。他给了一个注释，说这些内容不必读。

而格兰达则彻底摆脱了坦陀罗的影响。我们可在他有关金刚力身印的讨论中看到这一点（Ⅲ / 39）。

以上是《格兰达本集》这一文本的独特之处。

《格兰达本集》各章精髓

《格兰达本集》共七章，依次讨论：清洁法、体位法、身印法、制感法、调息法、冥想法和三摩地。

第一章　清洁法

第一章从羯达·卡帕利到他的导师格兰达那里问道开始。整个文本讲的是，格兰达向羯达·卡帕利传授并讲解格达斯塔瑜伽。

格兰达开头就说道，摩耶是这世上最大的束缚原则，私我（ego）是最大的敌人，智慧（jñāna）和瑜伽则是我们最好的朋友和力量。我们的行为（业）是我们生死的根源，身体是执行行动的工具。如果想向身体要自由，就有必要对身体进行适当训练，而这训练只有通过瑜伽才能实现。正是在这第一章，格兰达明确表示，利用他所开示的七种瑜伽实践法，身体会变得协调和完美，为解脱创造条件。这七种方法是清洁法、体位法、身印法、制感法、调息法、冥想法和三摩地，分别带来纯净、力量、稳定、耐心、轻盈、觉悟和独存。

第一章讲解 21 种清洁法，包括 6 种主要的清洁法及其分类和再分类。6 种主要的清洁法分别是：净胃法、净肠法、净鼻法、瑙力法、净目法、净脑法。

1. 净胃法（dhauti）。净胃法有四种：内部清洁法、净齿法、洗心法、直肠清洁法。

内部清洁法（antardhauti），又分四种：风洗法、水洗法、火洗法、肠洗法。其中，肠洗法已经过时，因为，要实践这一方法，必须住气 90 分钟。

净齿法（dantadhauti），又分四种：洗牙法、洗舌根法、洁耳法、清洁颅腔法。实际上，可把洗舌根法视为逆舌身印的预备。洁耳法，似乎是一种方法，但实际上可视为两种方法。洁耳法成就谛听内在声音（anāhat nāda）的能力。

洗心法（hṛd dhauti），又分三种：根茎清洁法、漱喉清洁法和布清洁法。这三种清洁法流行至今。

直肠清洁法（mūlaśodhana），在中指和水的帮助下由内而外清洗肛门。此法可解下行气功能失调。

2. 净肠法（basti）。净肠法有两种：水净肠法和干净肠法。

3. 净鼻法（neti）。净鼻法只有一种，通常被称为线净鼻法（sūtra neti）。它的另一形式通常称为水净鼻法（jala neti）。对此法的介绍，除《格兰达本集》外，不见于其他文本。

4. 瑙力法（nauli），又称腹腔旋转法。格兰达用劳里基（laulikī）一词取代了瑙力一词，但技法是一样的。

5. 净目法（trāṭaka），又称凝视法。净目法只有一种。据格兰达说，此法有助于成就希瓦身印（śāmbhavī mudrā）。

6. 净脑法（kapilabhiti）。格兰达更喜欢称之为巴拉巴蒂（bhālabhāti）。净脑法有三种：调和呼吸法（vātakrama bhālabhāti）、引流法（vyutkrama bhālabhāti）和逆引流法（sītkrama bhālabhāti）。最重要的是，这里明显没有适合大众的净脑法技术。

第二章　体位法

在这一章中，格兰达牟尼详细讲解了体位法。据说，主希瓦说体位法数量等于物种数量。根据印度经典，物种有 840 万种。因此，体位法也有 840 万种。

格兰达牟尼介绍了 32 种体位法，他认为这些体位法非常有益于生活在这个尘世上的众生。这 32 种体位法的名字分别是：

1. 至善坐（siddhāsana，又称完美坐）

2. 莲花坐（padmāsana）

3. 蝴蝶坐（bhadrāsana，又称普贤坐、优雅式、君主式）

4. 解脱坐（muktāsana，和至善坐的异同，见《哈达瑜伽之光》81—82）

5. 金刚坐（vajrāsana，和至善坐的异同，见《哈达瑜伽之光》81—82）

6. 吉祥坐（svastkāsana）

7. 狮子坐（siṃhāsana）

8. 牛面式（gomukhāsana）

9. 英雄式（vīrāsana，又称勇士式）

10. 弓式（dhanurāsana）

11. 摊尸式（mṛtāsana）

12. 笈多式（guptāsana，至善坐变体）

13. 鱼式（matsyāsana）

14. 脊柱扭转式（matsyendrāsana，又称鱼王式）

15. 牧牛式（gorakṣāsana）

16. 背部伸展式（paścimatāna）

17. 幻椅式（utkaṭāsana）

18. 金刚式变体（saṅkaṭāsana，又称危险式）

19. 孔雀式（mayūrāsana）

20. 公鸡式（kukkuṭāsana）

21. 龟式（kūrmāsana）

22. 龟立式（uttānakūrmāsana）

23. 蛙式（maṇḍūkāsana）

24. 蛙立式（uttāna-maṇḍūkāsana）

25. 树式（vṛkṣāsana）

26. 金翅鸟式（garuḍāsana，又称鹰式）

27. 公牛式 （vṛṣāsana）

28. 蝗虫式 （salabhāsana）

29. 海豚式 （makarāsana）

30. 骆驼式（uṣṭrāsana）

31. 眼镜蛇式（bhujaṅgāsana）

32. 瑜伽士式（yogāsana）

第三章　身印法

格兰达牟尼说，身印（mudrās）带来稳定、稳固。而在其他瑜伽文本中，身印则用来唤醒昆达里尼(kuṇḍalinī)。格兰达牟尼提到了身印的作用，如对抗死亡、衰老、疾病等。

格兰达介绍了25种身印。其中包括被格兰达视作身印的5种专注法。这25种身印分别是：

1. 大身印（mahā mudrā，又称大契合法）

2. 虚空身印（nabho mudrā）

3. 脐锁印（uḍḍiyāna bandha mudrā，又称扬升锁印、收腹收束法）

4. 喉锁印（jdhara bandha mudrā，又称收颔收束法）

5. 根锁印（mūlabandha mudrā，又称会阴收束法）

6. 大锁印（mahabandha mudrā，又称大收束法 ）

7. 大穿透印（mahāvedha mudrā，又称大击印）

8. 逆舌身印（khecarī mudrā，又称明空身印）

9. 逆作身印（viparitakaraṇī mudrā，又称倒箭式身印）

10. 母胎身印（yoni mudrā，又称胎藏身印）

11. 金刚力身印（vajroli mudrā）

12. 萨克提提升印 （śakticālinī mudrā）

13. 腹贴脊身印（tāḍāgī mudrā）

14. 蛙鸣身印（māṇḍukī mudrā）

15. 希瓦身印（śāmbhavī mudrā）

16. 提肛身印（aśvinī mudrā，又称马印）

17. 套索身印（pāśinī mudrā）

18. 鸟啄身印（kākī mudrā）

19. 大象身印（mātaṅgī mudrā）

20. 蛇饮身印（bhujaṅginī mudrā）

（以下是被格兰达视作身印的 5 种专注法：）

21. 地身印（pārthivī dhāraṇā， 即土元素专注法）

22. 水身印（ambhasi dhāraṇā，即水元素专注法）

23. 风身印（vāyavī dhāraṇā，即风元素专注法）

24. 火身印（āgneya dhāraṇā，即火元素专注法）

25. 空身印（ākāśī dhāraṇā，即空元素专注法）

第四章　制感法

为了控制心意，有必要实践制感（pratyāhāra）。格兰达认为，制感是获得平静的重要条件。将感官从各自的对象中摄回，于制感最为重要。据格兰达说，无论好事与坏事、好话与坏话、褒扬与贬低、好的品味与不好的品味、好的味道与不好的味道，我们都以不执之心处之，这就是制感。

第五章　调息法

调息对于身体的轻盈是必要的。适当的地点、理想的场地，对于调息都很重要。选择在合适的时间与季节开始练习调息也非常重要。六季之中，唯秋季适于开始调息。

开始调息前，先要平衡膳食。未平衡膳食就贸然尝试调息会患多种疾病。同《哈达瑜伽之光》一样，格兰达列出了一长串有益和无益的食物，给出了关于进食的一般规则：胃的容量分为四份，两份装固态食物，一份装水，另外一份则要空着，以利气息运行。刚开始调息的时候，应该多吃酥油和牛奶，或酥油和牛奶做成的食物。

接着，格兰达讲解了经脉净化（nāḍīśodhana）。格兰达告诉羯达·卡帕利，一般所谓的清洁法都是"身"脉净化法；而通过念诵种子曼陀罗来完成的呼吸训练，则被称为"心"脉净化法。格兰达介绍了这两种经脉净化法。

基于调息实践的时间单位，格兰达解释了调息状态。这些状态分别是最佳的（uttama）、中间的（madhyama）和自发的（kevalī）。联结式调息法（sahita）有两种类型，即持咒式联结式调息法（sagarbha）和非持咒式联结式调息法（nigarbha）。

格兰达对嗡声调息法和眩晕调息法技术的介绍不同于《哈达瑜伽之光》。他对乌加依调息法技术的介绍也不够清楚。格兰达甚至略去了嘶声调息法和漂浮调息法，转而介绍其他两种调息法，即联结式调息法和自发式调息法。

第六章　冥想法

冥想[①]对于觉悟自我非常重要。格兰达介绍了三种冥

① 一般意义上的冥想，与瑜伽中的冥想实有不同；瑜伽文本中使用冥想一词，也分两个层面，有广义、狭义之别。读者须加以区分。根据帕坦伽利《瑜伽经》的观点，专注深入即为冥想。狭义上的冥想，即作为瑜伽修行一支的冥想；广义上的冥想，则涵盖专注。格达瑜伽第六支——冥想法的定义、分类及行法见本书第六章，书中其他部分，如论述体式法、身印法的章节有涉及冥想者，应作为广义理解。——译者

想技术，即粗糙冥想（sthūla dhyāna）、光明冥想（jyoti dhyāna）和精微冥想（sūkṣma dhyāna）。他还说，光明冥想比粗糙冥想强百倍，精微冥想比光明冥想强千倍。

第七章　三摩地

由三摩地可入独存。成就三摩地，需要古鲁的恩典和好运加持。心意不执于身体，与至上灵魂合一就是解脱。有六法可通三摩地：

1. 希瓦身印，通向冥想三摩地。
2. 嗡声住气法，通向秘音三摩地。
3. 逆舌身印，通向极乐三摩地。
4. 母胎身印，通向消融三摩地。
5. 虔信瑜伽，通向虔信瑜伽三摩地。
6. 眩晕住气法，通向胜王瑜伽三摩地。

在这一章中，我们发现，格兰达是毗湿奴的追随者。只有当求道者能够完全不执于自己的身体、妻儿、密友以及金钱时，他才能成就三摩地（Ⅶ / 21）。

本书的体例

为了方便读者，这里做些特别说明。

经文以三种文字形式呈现，分别是：梵文、拉丁化梵文和中文。

经文之后是注释。注释遵循以下三条原则：

1. 只关乎当前经文及其背景。

2. 注重知识性。经文不能面面俱到，凡有不到之处，即以注释辅之。

3. 为求道者所重的注释，可能就于广大读者有益。

第一章 Part I

清洁法

प्रथमोपदेशः

Prathamopadeśaḥ

现在进入第一章。

第 1 节

एकदा चण्डकापालिर्गत्वा घेरण्डकुट्टिरम् ।

प्रणम्य विनयाद्भक्त्या घेरण्डंपरिपृच्छति ।।१।।

ekadā caṇḍakāpālirgatvā gheraṇḍa kuṭṭiram //

praṇamya vinayādbhaktyā gheraṇḍaṃ paripṛcchati //1//

有一次，羯达·卡帕利来到瑜伽士格兰达的隐修之地。他向格兰达虔诚致敬，并在好奇心的驱使下，恭谨发问。

第一节经文中出现了两个名字：格兰达和羯达·卡帕利。羯达·卡帕利负责提问，格兰达负责解答。一个真正有好奇心的人，如果他想知道什么，就一定会去寻找能人，怀着谦卑之心，索求他的答案。在第一节经文里，这样的两个人便同时出场了。羯达·卡帕利，为了搞清楚一件事，谦卑、虔信，带着他的问题，来到了格兰达牟尼的隐修之地。

从措辞上可以明确两人之间的关系：格兰达牟尼是导师，羯达·卡帕利是弟子。想要知道答案，谦卑必不可少。经文中的“虔信”（bhakti，一译巴克提）一词即是此义。

第 2 节

घटस्थयोगं योगेश तत्त्वज्ञानस्य कारणम् ।

इदानीं श्रोतुमिच्छामि योगेश्वर वद प्रभो ।।२।।

ghaṭasthayogaṃ yogeśa tattvajñānasya kāraṇam /

idāniṃ śrotumicchāmi yogeśvara vada prabho //2//

哦！大师，瑜伽士中的魁首！我想知道与身体有关的瑜伽实践技巧，因为那是（终极）实在的知识的源泉。哦！伟大的瑜伽士，请您教导我。

这里用“瑜伽士”一词称呼格兰达牟尼，并且明确地说他是“瑜伽士中的魁首”。我们由此推断，弟子羯达·卡帕利的问题应该和瑜伽有关。

格达斯塔瑜伽，就是与身体有关的瑜伽，或者说是为了位于或寓居在身体内的“那（实在）”的瑜伽。我们在任何其他经文或文本中都不曾见到过“格达斯塔瑜伽”或“格达瑜伽”的说法，而通读《格兰达本集》全文过后，我们会知道，格达瑜伽与哈达瑜伽其实没有什么不同。这就是人们认为《格兰达本集》是一个哈达瑜伽文本的原因。不过，我们必须清楚，格达瑜伽文本和哈达瑜伽文本之间有一个根本区别。哈达瑜伽有“持中”呼吸说[①]。然而，从练习的角度来看，在格达瑜伽中，整个儿身体都很重要，“呼吸”只是身体机能的一部分。

实际上，格兰达想强调的是，身体是获得真理知识的工具。在印度哲学中，真理的知识最重要。缺乏真知，或曰“无知”，被认为是人在世上生死轮回的根源，而知识真理则是获得自由，脱离生死轮回的唯一途径。

因此，很明显，羯达·卡帕利是在询问通过身体进行实践以获得知识，从而摆脱生死轮回，获得自由的方法。

第3节

साधु साधु महाबाहो यन्मां त्वं परिपृच्छसि ।

कथयामि हि ते वत्स सावधानोऽवधारय ।।३।।

sādhu sādhu mahābāho yanmāṃ tvaṃ paripṛcchasi /

kathayāmi hi te vatsa sāvadhāno'vadhāraya //3//

哦！我的儿，伟大的战士，你向我寻求答案，我非常高兴。哦！我的儿，我肯定会知无不言。认真、仔细听我说。

尽管史书和瑜伽文本中皆不见羯达·卡帕利的名字，

① 指持续流过“哈”（ha）和“达”（ṭha），即右脉（piṅgalā）和左脉（iḍā），右鼻腔和左鼻腔的气息（普拉那）最终要进入中脉。——译者

但从经文措辞的蛛丝马迹中，我们还是可以确定，羯达·卡帕利曾经是一位刹帝利国王。

第4节

नास्ति मायासमः पाशो नास्ति योगात्परं बलम् ।

नास्ति ज्ञानात्परो बन्धुर्नाहंकारात्परो रिपुः ।।४।।

nāsti māyāsamaḥ pāśo nāsti yogātparaṃ balam /

nāsti jñānātparo bandhurnāhaṃkārātparo ripuḥ //4//

没有陷阱如摩耶，没有力量胜瑜伽，没有朋友及知识，没有敌人赛私我。

摩耶（幻觉）、私我（我慢）、知识、瑜伽（获得知识的方法）这四者，前两者导致灵魂的束缚，后两者为灵魂带来解脱。

要消除摩耶，知识是关键；要消除我慢，瑜伽是必需。

“摩耶”是个术语，专门用于商羯罗（Śaṅkara）的吠檀多不二论。商羯罗阿查亚主张并建立了非二元论，他认为梵是唯一的实在，对象世界是虚妄的，个体灵魂与梵一般无二。在商羯罗的哲学中，摩耶既不是真的，也不是假的：它不以真假而论。如果还没有获得关于绳子的知识，那么绳子看起来就像条蛇。只有当光照亮时，才能获得关于绳子的知识。光消除对蛇的无知，人就能够看清绳子。若没有关于梵的知识，则在人眼中，对象世界是千差万别的；一旦有了这种知识，则举目皆梵，对象世界再无差别可言。在此之前，人处在摩耶的套索之中，因为这摩耶，人无法知道真相，被困在世俗行动的陷阱中。摩耶，如障目之物，限制了视觉的力量。只有像知识这样的朋友，才能移除这种障碍。

同样，如果想要征服我慢这样的敌人，我们需要瑜伽的力量。帕坦伽利认为，我慢意味着痛苦(《瑜伽经》Ⅱ/3)，是无明的产物（《瑜伽经》Ⅱ/5）。我慢产生执着、厌恶、贪生怕死(《瑜伽经》Ⅱ/3)。实际上，所有这些都是无明。我慢非常强大，这节经文说，它是强大的敌人。除了瑜伽，没有别的方法可以战胜这个强敌。

第5节

अभ्यासात्कादिवर्णानां यथाशास्त्राणि बोधयेत् ।

तथा योगं समासाद्य तत्त्वज्ञानं च लभ्यते ।।५।।

abhyāsātkādivarṇānāṃ yathāśāstrāṇī bodhayet /

tathā yogaṃ samāsādya tattvajñānaṃ ca labhyate //5//

学会字母，才能读懂文献；谙熟瑜伽技术，才能获得关于那实在的知识。

如果要研读用某种文字写成的书或经卷，那么，关于这种文字的知识就至关重要。因为这是基本条件。同样，如果要获得关于真理的知识，那么，瑜伽知识就必不可少。

要搞清楚的是：借助文字知识，可获得经典的知识；但如果要获得关于真理的知识，光有经典的知识是不够的，瑜伽的知识才是关键。

第6节

सुकृतैर्दुष्कृतैः कार्यैर्जायते प्राणिनां घटः ।

घटादुत्पद्यते कर्म घटीयन्त्रं यथा भ्रमेत् ।।६।।

sukṛtaiḥduṣkṛtaiḥ kāryairjāyate prāṇināṃ ghaṭaḥ /

ghaṭādutpadyate karma ghatīyantraṃ yathā bhramet //6//

各物种的身体，皆源于它们的善行与恶行。然后，（再次）通过这身体做下种种行为。这样，吉瓦就一直（在这世上）游荡，就像从井里抽水的水车一样（上上下下，一次又一次）。

第7节

ऊर्ध्वाधो भ्रमते यद्वद्घटीयन्त्रं गवां वशात् ।

तद्वत्कर्मवशाज्जीवो भ्रमते जन्ममृत्युभिः ।।७।।

ūrdhvādho bhramate yadvadghaṭīyantraṃ gavāṃ vaśāt /

tadvatkarmavaśājjīto bhramate janmamṛtubhiḥ //7//

被牛控制着的水车，上上下下，抽水复抽水；同样，被人自身的行为控制着的吉瓦，生生死死，轮回复轮回。

我们过去的行为（业）是我们出生为人的根本原因。我们做下的善行与恶行导致我们在这世上出生。出生以后，我们长大，从童年到青年……我们做下种种行为，这行为积累起来，贮存在业的印迹（karmāśaya）中，又根据它们的成熟度，产生我们生命中或好或坏的结果，最终汇成我们死亡和重生的原因。这样就造出了一条行动之链，以我们积累的行动，持续产生结果。因此，由于自身的行为，人们就一直处在生死轮回的魔掌之下。

针对人的这种状况，格兰达有一个非常恰当的譬喻。古时候，在田间浇灌庄稼，有个特别的装置——水车。在牛的牵拉下，（挂在水车上的）一个个水桶打水上来，浇灌庄稼，然后再下去，再打水上来，再浇灌庄稼，如此往复。在现代，这种浇灌方法虽已不再流行，但它提醒我们，人因其所造之业，生生死死，无有尽头，即如这水桶，上上下下，永不止歇。这就是生死之轮。

第 8 节

आमकुम्भ इवाम्भः स्थो जीर्यमाणः सदा घटः ।

योगानलेन संदह्य घटशुद्धिं समाचरेत् ।।८।।

āmakumbha ivāmbhaḥstho jīryamāṇaḥ sadā ghaṭaḥ /

yogānalena saṃdahya ghaṭaśuddhiṃ samācaret //8//

未经烧制的土罐，遇水会慢慢销蚀；人的身体，也如土罐一样，要在瑜伽之火中煅烧、净化。

这里把尚未煅烧的身体比作尚未煅烧的土罐。尚未煅烧的土罐不可以沾水，因为，无论把土罐放进水里，还是把水倒进土罐里，土罐都会坏掉。这样的土罐无用处。这样的土罐，不仅不能够盛水，连自身的重量都承受不了。因此，有必要将土罐投入火中煅烧。煅烧之后，它就有用了。

人的身体也是如此。如果我们要用身体来获得真理的知识，那么，身体就必须投入瑜伽之火妥为煅烧。

《瑜伽种子》（35）中有所谓成熟（pakva）与不成熟（apakva）之说，但这不是说身体，而是说吉瓦。

第 9 节

शोधनं दृढता चैव स्थैर्यं धैर्यं च लाघवम् ।

प्रत्यक्षं च निर्लिप्तं च घटस्य सप्तसाधनम् ।।९।।

śodhanaṃ dṛḍhatā caiva sthairyaṃ dhairyaṃ ca lāghavam /

pratyakṣaṃ ca nirliptaṃ ca ghaṭasya saptasādhanam //9//

（身体煅烧后可获得）七大成就：净化、力量、稳定、平静、轻盈、觉悟，以及对世俗对象的不执。

第 10—11 节

षट्कर्मणा शोधनं च आसनेन भवेद्दृढम् ।

मुद्रया स्थिरता चैव प्रत्याहारेण धीरता ।।१०।।

ṣaṭkarmaṇā śodhanaṃ ca āsanena bhaveddṛḍham /

mudrayā sthiratā caiva pratyāhāreṇa dhīrata //10//

प्राणायामाल्लाघवं च ध्यानात्प्रत्यक्षमात्मनः ।

समाधिना निर्लिप्तं च मुक्तिरेव न संशयः ।।११।।

prāṇāyāmāllāghavaṃ ca dhyānātpratyakṣamātmanaḥ /

samādhinā nirliptaṃ ca muktireva na saṃśayah //11//

通过清洁法获得净化；通过体位法获得力量；通过身印法获得稳定；通过制感法获得平静；通过调息法获得轻盈；通过冥想法获得觉悟；通过三摩地获得对世俗对象的不执，当然，毫无疑问，还有解脱。

只有通过这七种方法来锤炼这具身体，才能利用这具身体获得真知的能力。以这七种方法渐次训练身体，将相应获得七种能力，它们分别是：净化（śodhana）、力量（dṛḍhatā）、稳定（sthairya）、平静（dhairya）、轻盈（lāghava）、觉悟（pratyakṣa）和独存（nirliptatā）。

净化身体须行六种清洁法。我们发现，在《哈达瑜伽之光》（Ⅱ / 23）中，斯瓦特玛拉摩也认为，清洁法是净化身体的重要方法。这里，斯瓦特玛拉摩也用了“格达”一词来表示身体。

体位法，有助于强健身体。体位法增强身体应对任何情况的能力。也许正因为心中的这一想法，圣人帕坦伽利在《瑜伽经》（Ⅱ / 48）中写道：

tato dvandvānabhighātah

意思是：体位法赋予身体于两相对立之间维持平衡的能力。

身印法，带来稳定。这种稳定，既关乎身体，也关乎心意。身印法可使心意稳定。

制感法，可使心意平静或镇静。同帕坦伽利一样，格兰达也提出了制感的观念，它的意思是“将诸感觉器官从它们各自对应的对象上摄回”。如果练习者能够把他的感觉器官从对象中抽离出来，那么这世上就没有一物能够吸引他，他就会变得平静安宁。

调息法，可使身体轻盈。身体轻盈也与体位法有关，体位的作用恰如《哈达瑜伽之光》（Ⅰ/17）中所述：

kuryāttadāsanaṃ sthairyamogyaṃcāṅgalāghavam

意思是：体位法练习可使身体平衡、健康、柔软。

斯瓦特玛拉摩的哈达瑜伽关乎身体的轻盈。而格兰达把轻盈说成调息法的一种效果，他想说的似乎是心意的轻盈或清明。

冥想法，赋予练习者感知自身灵魂的能力。瑜伽之旅，特别是调息之旅，从身体开始，到心意，再到灵魂。而格兰达只在讨论冥想时表达过这一观点。

三摩地，格达瑜伽的第七种方法，指向独存。仅当灵魂与梵合一时，才能和这世界、这世界上的诸对象分离，才能不执于这世界，甚至不执于这副身体。根据吠檀多哲学，个体灵魂与梵同一，即称独存。

上述七种修行方法，便是格达瑜伽的七支（saptasādhana）。

以“支”数指称和阐释瑜伽是非常古老的传统，如八支瑜伽（aṣṭāṅga）、六支瑜伽（ṣaḍaṅga）和四支瑜伽（caturaṅga），分别是圣人帕坦伽利、牧牛尊者和斯瓦特玛拉摩开示的瑜伽。同样，格兰达牟尼分七支讨论了格达斯塔瑜伽。

哈达瑜伽文本，一般不将帕坦伽利提出的禁制和劝制列为哈达瑜伽的支。首开先例的，便是牧牛尊者的《牧牛尊者百论》，是它率先把禁制和劝制排除在瑜伽支系之外。我们发现，几乎所有后来的哈达瑜伽作者都遵循这一传统。由此可知，哈达瑜伽不重视禁制与劝制。《格兰达本集》亦循此例。

第 12 节

धौतिर्बस्तिस्तथा नेतिर्लौलिकी त्राटकं तथा ।

कपालभातिश्चैतानि षट्कर्माणि समाचरेत् ।।१२।।

dhautirbastistathā netirlaulikī trāṭakaṃ tathā /

kapālabhātiścitāni ṣaṭkarmāṇi samācaret //12//

净胃法、净肠法、净鼻法、瑙力法、净目法、净脑法，所有这六种清洁法均应予以实践。

在格达斯塔瑜伽七支中，格兰达首先讨论的是清洁法（ṣaṭkarma）。格兰达的独到之处不仅在于他的文本从论述清洁法开始，他还介绍了清洁法的分类和再分类，并将清洁法的数量由 6 种增加到了 21 种。可以说，这才是格兰达的独到之处，其他瑜伽文本中可没有如此之多的清洁法。讨论清洁法的哈达瑜伽或格达瑜伽文本，主要有三种。

《哈达瑜伽之光》和《哈达珠串》均涉及清洁法的讨论，但是，二者均未把清洁法确立为瑜伽的一支。而格兰达不仅详细讨论了清洁法，他还认为，在格达瑜伽的七支中，清洁法一支最为重要。

《格兰达本集》中的六种清洁法及其细分详见下表：

<table>
<tr><th colspan="4">清洁法</th></tr>
<tr><td rowspan="12">1</td><td rowspan="12">净胃法
(dhauti)</td><td rowspan="4">内部清洁法
(antardhauti)</td><td>风洗法 (vātasāra)</td></tr>
<tr><td>水洗法 (vārisāra)</td></tr>
<tr><td>火洗法 (vahnisāra)</td></tr>
<tr><td>肠洗法 (bahiṣkṛta)</td></tr>
<tr><td rowspan="4">净齿法
(dantadhauti)</td><td>洗牙法 (dantamūla)</td></tr>
<tr><td>洗舌根法 (jihvāmūla)</td></tr>
<tr><td>洁耳法 (karṇayugmarandhra)</td></tr>
<tr><td>清洁颅腔法 (kapālarandhra)</td></tr>
<tr><td rowspan="3">洗心法
(hṛddhauti)</td><td>根茎清洁法 (daṇḍa)</td></tr>
<tr><td>漱喉清洁法 (vamana，又称催吐净化)</td></tr>
<tr><td>布清洁法 (vastra)</td></tr>
<tr><td colspan="2">直肠清洁法 (mūlaśodhana)</td></tr>
</table>

续表

2	净肠法 (basti)	水净肠法 (jala basti)
		干净肠法 (śuṣka basti)
3	净鼻法 (neti)	
4	瑙力法 (nauli，又称腹腔旋转法)	
5	净目法 (trāṭaka，又称凝视法)	
6	净脑法 (bhālabhāti)	调和呼吸法 (vātakrama bhālabhāti)
		引流法 (vyutkrama bhālabhāti)
		逆引流法 (sītkrama bhālabhāti)

《正行纲要》（*Satkarma Saṅgrahaḥ*），是一部关于清洁法的文本，囊括了契答克那南达纳塔（Cidghananandanatha）编录的 37 种清洁法。

在瑜伽教学中，清洁法的目的常被误解或曲解。很多时候，人们用它来减脂（meda）或祛痰（śleṣma）。因为这种观点存在于《哈达瑜伽之光》（Ⅱ / 21）这样的文本之中，清洁法的疗理价值获得了极大推广，但它的瑜伽价值却少有人问津。它常与阿育吠陀体系（āyurvedic system）中的五疗法（pañcakarma）相提并论，而它真正的瑜伽价值则无意间被忽视了。这里，我们要发掘它在瑜伽修行方面可能且适当的功用。

瑜伽练习者都知道，瑜伽练习旨在获得对我们身体所有非自主行为或反射行为的自主控制。

体位法，训练我们的身体，使之能按照我们的意愿安坐较长的时间。呼吸，作为持续的生命过程，从我们诞生起，就是一种非自主的活动。通过调息实践，以一种特定方式训练，可使这非自主的呼吸成为一种自主的行为。所有的其他瑜伽实践也是如此，清洁法也不例外。

非自主行动的心意必须受到控制，必须倾听并服从我们的命令。帕坦伽利《瑜伽经》（Ⅰ / 33）关于心意平静（citta prasādan）的论述，也提醒我们要约束反射行为。

《格兰达本集》将清洁法列为格达瑜伽的基本支和第一支似乎是合理的。我们尝试以更合乎逻辑的方式来阐释清洁法，阐释它如何使我们得以自主控制非自主行为，如何帮助我们控制（感官功能的）反射作用。利用这些瑜伽练习和专门的清洁法，精心训练身体的每一个器官，使身体器官按照瑜伽练习者的意愿去运行。

如果把清洁法等同于五疗法的清洁过程，就会低估清洁法的价值。一定不要忘记清洁法是一种瑜伽练习，它除了具有疗理作用外，还具有瑜伽的功用。而五疗法则基本上用于疗理。这里，我们给出一张对比表，以方便理解这两者之间的区别：

	五疗法	清洁法
1	主要用于患病、体虚人士的治疗，也有助于保健	拥有力量和意志力的正常、健康人群
2	无需患者方面有意识的努力	实践此法需要决心、智慧和有意识的努力
3	根据患者所需，用刺激性物质或某些药物进行治疗	需要空气、水或某些器具的辅助(如洁喉用的布片，净鼻用的橡胶管)
4	需要助手或医生参与，需要用药	实践者必须亲力亲为，无需助手参与
5	不涉及意志力	与个体的智力和意志力相关，需要大脑中枢参与
6	即便反复接受治疗，也不会产生任何学习效果；没有药物参与，治疗就无从开展	有学习效果，实践效果随实践的开展而提升
7	预防性治疗（pūrva karma）和主导治疗（uttara karma）是五疗法的重要组成部分	没有预防性治疗和主导治疗之类的观念

注：五疗法包括催吐(vaman)、催泻(virecana)、灌肠(basti)、清鼻（nasya）、放血（raktamokṣaṇa）。

第 13 节

अन्तर्धौतिर्दन्तधौतिर्हृद्धौतिर्मूलशोधनम् ।

धौतिं चतुर्विधां कृत्वा घटं कुर्वन्तु निर्मलम् ।।१३।।

antardhautirdantadhautirhṛddhautirmūlśodhanam /

dhautiṃ caturvidhāṃ kṛtvā ghaṭaṃ kurvantu nirmalam //13//

内部清洁法、净齿法、洗心法和直肠清洁法，行此四种净胃法，可使身体摆脱不洁。

第 14 节

वातसारं वारिसारं वह्निसारं बहिष्कृतम् ।

घटस्य निर्मलार्थाय ह्यन्तर्धौतिश्चतुर्विधा ।।१४।।

vātasāraṃ vārisāraṃ vahnisāraṃ bahiṣkṛtam /

ghaṭasya nirmalārthāya hyantardhautiścaturvidhā //14//

内部清洁法又分四种：风洗法、水洗法、火洗法和肠洗法。这四种内部清洁法均为消除身体的不洁。

分析四种内部清洁法及其施行方法，很显然，它们都和食管及消化系统有关。这四种方法，有助于消化系统高效运作，并能净化身体。

第15节

काकचञ्चूवदास्येन पिबेद्वायुं शनैः शनैः ।

चालयेदुदरं पश्चाद्वर्त्मना रेचयेच्छनैः ।।१५।।

kākacañcuvadāsyena pibedvāyuṃ śanaiḥ śanaiḥ /

cālayedudaraṃ paścādvartmanā recayecchanaiḥ //15//

努嘴，作鸦喙状，慢慢地、慢慢地、慢慢地吸气。运动腹部，从肛门缓慢排气。

第16节

वातसारं परं गोप्यं देहनिर्मलकारकम् ।

सर्व रोगक्षयकरं देहानलविवर्धकम् ।।१६।।

vātasāraṃ paraṃ gopyaṃ deha nirmalakārakam /

sarvarogakṣayakaraṃ dehānalavivardhakam //16//

风洗法极其机密，莫传非人。此法净化身体，疗诸病，增胃火。

风洗法，有两个要点：用嘴巴吸气到腹部；从肛门排气。吸气或称服气（vāyu bhakṣaṇa），在其他瑜伽实践中也有使用。除当前文本外，相关内容也见于其他文本。这里略举几例：

1. 肠洗法（bahiṣkṛta dhauti）（Ⅰ/21）

2. 鸟啄身印（kākī mudrā）（Ⅲ/66）

3. 蛇饮身印（bhujaṅgī mudrā）（Ⅲ/69）

4. 漂浮住气法（plāvinī kumbhaka）（《哈达瑜伽之光》Ⅱ/70）

在以上这些行法中，吸气或服气或有相似，但之后的动作却不相同。肠洗法，吸气后，须要住气（kumbhaka）。鸟啄身印，则要缓慢吸气，至于如何呼气则未曾说明。我们可以推测，应该通过鼻腔呼气。蛇饮身印也是如此，我们可以再次推断，只能通过鼻腔呼气。《哈达瑜伽之光》在讨论漂浮住气法时谈到了服气，因此我们可以说，这里也是只能通过鼻腔呼气。而风洗法规定，吸气后，行气至腹中，而后从肛门排出。

风洗法和水洗法都涉及运动腹部。水洗法和海螺清洁法（śaṅkhaprakṣālana）常被拿来相提并论。同水洗法一样，海螺清洁法通过嘴巴饮水，再通过肛门排出。为此，要做一些饮水后的练习，这些练习有助于肛门排水。风洗法和水洗法都要求“运动腹部”，做法应大致相同。

这里，要记住很重要的一点：行风洗法时，须在服气住气后做不同的练习。因此，在做喉锁印（jālandhara bandha，又称收颔收束法）时运动腹部，当是稳妥之举。

风洗法的益处：经文中说，风洗法能“疗诸疾”，这里的“诸疾”应限于消化系统。文本中提及的“增胃火”，便是佐证——增胃火便同消化系统直接相关。

第 17 节

आकण्ठं पूरयेद्वारि वक्त्रेण च पिबेच्छनैः ।

चालयेदुदरेणैव चोदराद्रेचयेदधः ।।१७।।

ākaṇṭhaṃ pūrayedvāri vaktreṇa ca pibecchanaiḥ /

cālayedudareṇaiva codarādrecayedadhaḥ //17//

饮水，经嘴巴至喉咙；然后缓慢运动腹部，（驱动水流，）从肛门排出。

第 18 节

वारिसारं परं गोप्यं देहनिर्मलकारकम् ।

साधयेत्तत्प्रयत्नेन देवदेहं प्रपद्यते ।।१८।।

vārisāraṃ paraṃ gopyaṃ dehanirmalakārakam /

sādhayettatprayatnena devadehaṃ prapadyate //18//

水洗法净化身体，要努力修习。（结果就是，）修习者的身体变得像神一样（纯净）。水洗法极其机密。

风洗法是用嘴巴服气、肛门排气，水洗法与之类似。区别只在：在水洗法中，饮水替代了服气。

我们没有在其他瑜伽文本中找到有关水洗法的论述。但有一种练习，在现代非常流行，即海螺清洁法。它也是嘴巴喝水，肛门排出。“海螺清洁法”似乎是格兰达所说的水洗法的别名。有关海螺清洁法，两位伟大的现代瑜伽士——迪伦德拉·婆罗马恰里（Swami Dhirendra Brahmachari）和萨特亚南达（Swami Satyananda）的著作中均有详细介绍。在介绍海螺清洁法时，他们都引用了有关水洗法的经文。而两人的描述也非常相近。

在《体位法、调息法、身印法、收束法》（*Asana-Prāṇāyāma-Mudrā-Bandha*）一书中，萨特亚南达谈到海螺清洁法，说要尽可能多喝低盐温水。

饮水之后，（为使腹部运动起来，）应当施行体位法，如眼镜蛇扭转式（titryaka bhujangasan）、风吹树式（tiryak tadasana）、弯腰式（kati cakrasana）、腹部按摩式（udarakarsanasana）、山式（tāḍāsana）等。这些体位法促进腹部的水向下流动。随后练习者要上厕所。

水洗法的益处：彻底消除身体污秽，使身体像神一样（纯净）。

第 19 节

नाभिग्रन्थिं मेरुपृष्ठे शतवारं च कारयेत् ।

उदर्यमामयं त्यक्त्वा जठराग्निं विवर्धयेत् ।।१९।।

nābhigranthiṃ merupṛṣṭhe śatavāraṃ ca kārayet /

udaryamāmayaṃ tyaktvā jāṭharāgniṃ vivardhayet //19//

肚脐用力，往后贴向脊柱。如此，则胃部诸疾可除，胃火大盛。

第 20 节

वह्निसारमियं धौतिर्योगिनां योगसिद्धिदा ।

एषा धौतिः परा गोप्या न प्रकाश्या कदाचन ।।२०।।

vahnisarāmiyaṃ dhautiryoginām yogasiddhidā /

eṣā dhautiḥ parā gopyā na prakāśyā kadācana //20//

这名为火洗法的净胃法，使瑜伽士和瑜伽修习者获得瑜伽成就。切记保密，莫传非人。

火洗法，通常称为阿耆尼洗法（agnisara）。阿耆尼的意思是火。顾名思义，此法增强肚脐附近的火（能量），即胃火，并提高它的效率。

尽管经文没说要尽可能多地呼气，并且将其驻留在外（即外部住气），但传统上就是这样实践的。行火洗法，要尽可能多地呼气，并将之驻留在外；随后挺腹再收腹。重复 100 次。行此法时，我们通常较为关注挺腹的动作，而实际上，收腹的动作更为重要。挺是为了更有力地收。

“100 次”不是硬性规定。修习者应视自身情况，尽力去做，感到累了就停。呼气再住气，挺腹再收腹，完整做下来并不容易。因此建议：一次呼气后，尽可能多地做挺腹收腹练习。然后重复相同的练习。一开始，可在住气后做 3—4 次挺腹收腹练习，再逐渐增加练习的次数。要跟着合格的瑜伽老师练习。

火洗法，促进胃液分泌，被认为是消除腹部诸疾的最佳功法。

第 21 节

काकीमुद्रां साधयित्वा पूरयेदुदरं मरुत् ।

धारयेदर्धयामं तु चालयेदधवर्त्मना ।।२१।।

kākīmudrāṃ sādhyitvā pūrayedudaraṃ marut /

dhārayedardhayāmaṃ tu cālayedadhavartmanā //21//

行鸟啄身印，吸气入腹。而后住气 90 分钟，从肛门排气。

第 22 节

नाभिमग्नजले स्थित्वा शक्तिनाडीं विसर्जयेत् ।

कराभ्यां क्षालयेन्नाडीं यावन्मलविसर्जनम् ।।२२।।

nābhimagnajale sthitvā śakrtināḍīṃ visarjayet /

karābhyāṃ kṣālayennāḍīṃ yāvanmalavisarjanam //22//

在深及肚脐的水中，拉出直肠，以手清洁肠道，直到污秽尽去。

第 23 节

तावत्प्रक्षाल्य नाडीं च उदरे वेशयेत्पुनः ।

इदं प्रक्षालनं गोप्यं देवानामपि दुर्लभम् ।।२३।।

tāvatprakṣālya nāḍīṃ ca udare veśayetpunaḥ /

idaṃ prakṣālanaṃ gopyaṃ devānāmapi durlabham //23//

洗净后，把直肠重新收入腹中。肠洗法的秘密，虽天神亦不可得，切勿示人。

第 24 节

यामार्धधारणाशक्तिं यावन्न साधयेन्नरः ।

बहिष्कृतं महद्धौतिस्तावच्चैव न जायते ।।२४।।

yāmārdhadhāraṇā śaktiṃ yāvanna sādhayennaraḥ /

bahiṣkṛtaṃ mahaddhautistāvaccaiva na jāyate //24//

若无能力住气于内达 90 分钟，则不能行此最优清洁法，曰肠洗法。

《格兰达本集》介绍了一种名为肠洗法的清洁法，并将之归入内部清洁法。肠洗法，要求从肛门拉出直肠，洗净后重新收入腹中。

经文讲得很明白，除非有能力使空气驻留在腹中达 90 分钟，否则便不能练习这一功法。

如今，这种练习甚是罕见，因为住气 90 分钟根本办不到。因此，这一功法已经过时了。[①]

第 25 节

दन्तमूलं जिह्वामूलं रन्ध्रे च कर्णयुग्मयोः ।

① 肠洗法是一种非常古老的清洁法。在此提醒读者：不要尝试。——译者

कपालरन्ध्रं पञ्चैते दन्तधौतिर्विधीयते ।।२५।।

dantamūlaṃ jihvāmūlaṃ randhre ca karṇayugmayoḥ /

kapālarandhraṃ pañcaite dantadhautirvidhīyate //25//

净齿法有五种，分别是：洗牙法、洗舌根法、洁耳法、清洁颅腔法。

介绍了内部清洁法后，现在开始讲解净齿法及其五个分支。这五个分支是：

1. 洗牙法（dantamūla dhauti）[①]

2. 洗舌根法（jihvāmūla dhauti）

3. 洁耳法（karṇayugmarandhra dhauti）

4. 清洁颅腔法（kapālarandhra dhauti）

虽然只列了四个，但洁耳法被认为有两种（分别对应左耳和右耳），因此正好是五个。

净齿法五种功法都和我们的日常卫生有关。而在此之外，文本还明确赋予它们瑜伽的目标。

在介绍内部清洁法时，我们已经讨论了从喉咙到肛门的完整的食物通道。而净齿法，即喉咙上部及该部位诸器官的清洁和净化，对于保持全面的身体健康也至关重要。

---

① 一般译为“净齿法”，而当它指向净齿法的一个分支时，本书译为“洗牙法”。——译者

修习瑜伽必须有副好身体。

第 26 节

खादिरेण रसेनाथ शुद्धमृत्तिकया तथा ।

मार्जयेद्दन्तमूलं च यावत्किल्बिषमाहरेत् ।।२६।।

khādireṇa rasenātha śuddhamṛttikayā tathā /

mārjayeddantamūlaṃ ca yāvatkilbiṣamāharet //26//

用儿茶末和黏土擦拭牙齿，直到污秽尽除。

第 27 节

दन्तमूलं परा धौतिर्योगिनां योगसाधने ।

नित्यं कुर्यात्प्रभाते च दन्तरक्षां च योगवित् ।

दन्तमुलं धावनादिकार्येषु योगिनां मतम् ।।२७।।

dantamūlaṃ parā dhautiryogināṃ yogasādhane /

nityaṃ kuryātprabhāte ca dantarakṣāṃ ca yogavit /

dantamūlaṃ dhāvanādikāryeṣu yogināṃ matam //27//

对瑜伽士来说，净齿法是极好的清洁法。为了保护牙齿，瑜伽知者每天早晨都会施行。瑜伽士认为这种清洁法可用于洗涤不洁等。

这五种功法都被称为净齿法，也许是因为首先介绍的是洗牙法。

最值得注意的一点是，不能狭隘地将“洗牙”理解成清洁牙齿，实际上牙龈也要清洁。我们努力使牙齿白亮，却很少关注牙齿的健康——因为我们很少按摩牙龈。牙齿掉了，不只是牙齿的事，实际上脆弱的、不健康的牙龈责任更大。

可以用儿茶的汁或粉，又或者干净的黏土擦拭牙齿及牙龈，从而达到保护牙龈的目的。

我们通常意识不到，口腔健康依赖于牙龈的健康，而口腔的健康则关乎整个身体的健康。牙龈脆弱，则牙齿脆弱；牙龈不健康，则百病缠身。也许这就是为什么对瑜伽士来说，净齿法非常重要了。因为实践净齿法，身体了无疾患，便可一心修习瑜伽。

第 28 节

अथातः संप्रवक्ष्यामि जिह्वाशोधानकारणम् ।

जरामरणरोगादीन्नाशयेद्दीर्घलम्बिका ।।२८।।

athātaḥ saṃpravakṣyāmi jihvāśodhanakāraṇam /

jarāmaraṇarogādīnnāśayeddīrghalambikā //28//

现在讲解清洁舌头的方法。长长的舌头可征服疾病、

衰老、死亡等。

第 29 节

तर्जनीमध्यमानामा अङ्गुलित्रययोगतः ।
वेशयेद्गलमध्ये तु मार्जयेल्लम्बिकामुलम्
शनैः शनैर्मार्जयित्वा कफदोषं निवारयेत् ।।२९।।

tarjanīmadhyamānāmā aṅgulitrayayogataḥ /
veśayedgalamadhye tu mārjayellambikāmulam /
śanaiḥ śanairmārjayitvā kaphadoṣaṃ nivārayet //29//

食指、中指和无名指插入咽喉，清洁舌根。用这种方式，非常缓慢地清洁舌根，消除因卡法失衡而产生的疾病。

第 30 节

मार्जयेन्नवनीतेन दोहयेच्च पुनः पुनः ।
तदग्रं लोहयन्त्रेण कर्षयित्वा शनैः शनैः ।।३०।।

mārjayennavanītena dohayecca punaḥ punaḥ /
tadagraṃ lohayantreṇa karṣayitvā śanaiḥ śanaiḥ //30//

用牛油按摩舌头，反复揉挤。然后，用钳子钳住舌尖，（设法）缓慢地把舌头拉出来。

第 31 节

नित्यं कुर्यात्प्रयत्नेन रवेरुदयकेऽस्तके ।

एवं कृते च नित्यं सा लम्बिका दीर्घतां व्रजेत् ।।३१।।

nityaṃ kuryātprayatnena raverudayake'stake /

evam kṛte ca nityaṃ sā lambikā dīrghatāṃ vrajet //31//

要努力实践这一功法，于每日黎明和日落时分。天天如是，舌头就会变长。

洗舌根法似乎只与舌头清洁有关，而这只是一方面。除了清洁舌头，洗舌根法还为逆舌身印（khecarī mudrā）的修习做好预备。逆舌身印同样要求揉挤和拉长舌头。洗舌根法的技术可分为两部分：

1. 清洁舌头
2. 拉长舌头

清洁舌头。作为日常卫生项目，我们每天都清洁舌头。但是，仔细想想就会发现，实际上我们只清洁了舌头的前半部分，而很少触及舌头的后半部分。这里，格兰达建议，要清洁舌根，也就是舌头的后半部分。

食指、中指和无名指插入咽喉，三根手指一起按摩舌根。这里，我们要记住，如果只用两根手指操作，就会碰到敏感部位，刺激喉咙蠕动，继而产生呕吐感，并有可能导致呕吐。但如果用三根手指，就不会碰到敏感部位。

缓慢按摩，可以去除这一部位的污秽，远离因卡法失衡而产生的疾病。

拉长舌头。在有关逆舌身印的文本中，我们读到了通过揉挤、按摩舌头来拉长舌头的技巧（《哈达瑜伽之光》Ⅲ / 33）。洗舌根法是四种净齿法之一，本书在讨论此功法时，也介绍了揉挤拉伸舌头的技巧。清洁法非只为净化身体，亦关乎瑜伽目标的实现。

1. 把牛油涂在舌头上

2. 揉挤舌头

3. 用钳子钳住舌尖，往外拉舌头

《哈达瑜伽之光》中没有给舌头涂油和用钳子拉伸舌头的介绍。

格兰达牟尼建议一天做两次舌头拉伸，一次在太阳升起的黎明，一次在太阳落山的黄昏。

我们没有在《格兰达本集》中找到切割舌系带的方法。

第 32 节

तर्जन्यंगुल्यकाग्रेण मार्जयेत्कर्णरन्ध्रयोः ।

नित्यमभ्यासयोगेन नादान्तरं प्रकाशयेत् ।।३२।।

tarjanyamgulyakāgreṇa mārjayetkarṇarandhrayoḥ /

nityamabhyāsayogena nādāntaraṃ prakāśayet //32//

用食指指尖揉搓耳孔。每天练习，可获得谛听内在声音的能力。

第 33 节

वृद्धाङ्गुष्ठेन दक्षेण मर्दयेद्भालरन्ध्रकम् ।

एवमभ्यासयोगेन कफदोषं निवारयेत् ।।३३।।

vṛddhaṅguṣṭhena dakṣeṇa madkayedbhālarandhrakam /

evamabhyāsayogena kaphadoṣaṃ nivārayet //33//

双手拇指揉搓耳孔。这项练习，可消除卡法失衡。

第 34 节

नाडी निर्मलतां याति दिव्यदृष्टिः प्रजायते ।

निद्रान्ते भोजनान्ते च दिवान्ते च दिने दिने ।।३४।।

nāḍī nirmalatāṃ yāti divyadṛṣṭiḥ prajāyate /

nidrānte bhojanānte ca divānte ca dine dine //34//

（练习洁耳法可以）净化经脉、改善视力。每天起床后（即早晨）、饭后以及一天结束时（即睡前）修习此法。

洁耳法，算两个清洁法，因为人有两只耳朵。清洁耳朵有两个目的。通常情况下，第一个目的是保持外部听觉的正常功能，第二个目的是发展谛听内在声音的能力。不幸的是，现代人已经习惯了高分贝声音，这对我们谛听非常细微、非常微弱的声音的能力产生了不利影响。我们几乎无法听到这类声音。我们谛听比细微的外界声音更为细微的内在声音的能力则完全丧失了。因此，清洁耳朵是必要的。与此同时，不要再听高分贝的声音，即便是音乐。

洁耳法的瑜伽目标，是铺就通向更高瑜伽阶段的道路。达此阶段者，获得谛听内在声音的能力。此法还能消除卡法失衡、改善视力。

第 35 节

हृद्धौतिं त्रिविधां कुर्याद्दण्डवमनवाससा ।।३५।।

hṛddhautiṃ trividhāṃ kuryāddaṇḍavamanavāsasā //35//

洗心法有三种：根茎清洁法、漱喉清洁法和布清洁法。

第三种净胃法是洗心法。顾名思义，这一功法和心区（心轮）的清洁有关，可增强这一区域器官的功能。洗心法又分三种：

1. 根茎清洁法

2. 漱喉清洁法

3. 布清洁法

第 36 节

रम्भादण्डं हरिद्दण्डं वेत्रदण्डं तथैव च ।

हृन्मध्ये चालयित्वा तु पुनः प्रत्याहरेच्छनैः ।।३६।।

rambhādaṇḍaṃ hariddaṇḍaṃ vetradaṇḍaṃ tathaiva ca / hṛnmadhye cālayitvā tu punaḥ pratyāharecchanaiḥ //36//

把香蕉、姜黄或甘蔗的管状茎（通过喉咙）插入食道，（上下）移动，再缓慢拔出。

第 37 节

कफं पित्तं तथा क्लेदं रेचयेदूर्ध्ववर्त्मना ।

दण्डधौतिविधानेन हृद्रोगं नाशयेद् ध्रुवम् ।।३७।।

kaphaṃ pittaṃ tathā kledaṃ recayedūrdhvavartmanā / daṇḍadhautividhānena hṛdrogaṃ nāśayed dhruvam //37//

通过上部通道即口腔，排出卡法、皮塔和黏液。修习

洗心法，则心脏病必除。

传统上，香蕉茎、姜黄茎、甘蔗茎都用于根茎清洁法。当前文本也做同样规定。

但在现时代，这些东西并不易得，用着也不卫生。常用长约 90 厘米的橡胶管替代。这种橡胶管，在一般的医用品商店都能买到，更容易插入食道，也更方便消毒。

修习者必须从称职的老师那里学习根茎清洁法的技巧。首先要喝温水，大约两到三杯，然后将 3 / 4 的管子插入食道中，余下 1 / 4 要始终留在嘴巴外。身体前屈，头的高度要低于早前喝入腹中的水的高度，使水通过管子流出来。待到不再有水流出，就抽出橡胶管。

修习这一清洁法，有助于通过上部通道排出卡法、皮塔和黏液，对食通与胃部相关疾病有奇效。

第 38 节

भोजनान्ते पिबेद्वारि चाकण्ठं पूरितं सुधीः ।
ऊर्ध्वां दृष्टिं क्षणं कृत्वा तज्जलं वमयेत्पुनः ।
नित्यमभ्यासयोगेन कफपित्तं निवारयेत् ।।३८।।
bhojanānte pibedvāri cākaṇṭhaṃ pūritaṃ sudhīḥ /
ūrdhvāṃ dṛṣṭiṃ kṣaṇaṃ kṛtvā tajjalaṃ vamayetpunaḥ /

nityamabhyāsayogena kaphapittaṃ nivārayet //38//

用餐结束即（大量）饮水，使水上抵于喉间。然后抬头，停顿片刻，将水吐出。每日修习，则卡法与皮塔尽除。

漱喉清洁法也见于《哈达瑜伽之光》（Ⅱ/26）和《哈达珠串》（Ⅰ/51—52）。

根据格兰达的说法，用餐结束后，饮水抵喉，然后吐出，即为漱喉清洁法（vamana dhauti）。抬头，是为了把食道抻直，以便于排出喝下去的水。此法对消除卡法和皮塔非常有用。

第 39 节

एकोनविंशतिः हस्तः पंचविंशति वै तथा ।
चतुरङ्गुलविस्तारं सूक्ष्मवस्त्रं शनैर्ग्रसेत् ।।
पुनः प्रत्याहरेदेतत्प्रोच्येत धौतिकर्मकम् ।।३९।।
ekonaviṃśatiḥ hastaḥ pañcavimśati vai tathā /
caturaṅgulavistāraṃ sūkṣmavastraṃ śanairgraset/
punaḥ pratyāharedetatprocyate dhautikarmakam //39//

取一块 19 或 25 肘（前臂长度）长、4 指宽的薄布，缓慢吞下，再拉出。这就是布清洁法。

第 40 节

गुल्मज्वरप्लीहकुष्ठकफपित्तं विनश्यति ।

आरोग्यं बलपुष्टिश्च भवेत्तस्य दिने दिने ।।४०।।

gulmajvara plīhakuṣṭhakaphapittaṃ vinaśyati /

ārogyaṃ balapuṣṭiśca bhavettasya dine dine //40//

此法可治疗肿瘤、发烧、脾脏肿大、皮肤病，消除卡法和皮塔，为修习者带来健康、力量和营养。要每天规律地练习。

第三种洗心法是布清洁法。《哈达瑜伽之光》（Ⅱ/24）和《哈达珠串》（Ⅰ/37—39）对此法都有描述。这种特定长度和宽度的湿布要慢慢吞下，并且要在半小时内取出。

关于布的宽度，各个文本所说相近；至于长度，则各有各的说法：

1.《哈达瑜伽之光》（Ⅰ/24）：15 肘

2.《哈达珠串》（Ⅰ/37）：20 肘

3.《格兰达本集》（Ⅰ/39）：19 或 25 肘

综上，我们可以有把握地说，布的长度可从 15 肘到 25 肘不等。

修习者应向称职的老师学习此法的实践技巧。

布清洁法的益处：对治疗慢性消化不良、发烧、脾脏肿大、皮肤病，消除卡法和皮塔非常有益。有助于保持健康和力量。

《哈达瑜伽之光》提到，它有助于治疗咳嗽、呼吸系统疾病以及 20 种卡法疾病。

《哈达珠串》认为，此法有助于增强胃火。

第 41 节

अपानक्रूरता तावद्यावन्मूलं न शोधयेत् ।

तस्मात्सर्वप्रयत्नेन मूलशोधनमाचरेत् ।।४१।।

apānakrūratā tāvadyāvanmūlaṃ na śodhayet /

tasmātsarvaprayatnena mulaśodhanamācaret //41//

只要直肠还没有净化，下行气就不能正常运行。因此，要努力净化直肠。

第 42 节

पीतमूलस्य दण्डेन मध्यमाङ्गुलिनाऽपि वा ।

यत्नेन क्षालयेद्गुह्यं वारिणा च पुनः पुनः ।।४२।।

pītamūlasya daṇḍena madhyamāṅgulinā'pi vā /

yatnena kṣālayedguhyaṃ vāriṇā ca punaḥ punaḥ //42//

用姜黄茎或者中指，并且用水，反复清洗直肠。

第 43 节

वारयेत्कोष्ठकाठिन्यमामाजीर्णं निवारयेत् ।

कारणं कान्तिपुष्ट्योश्च दीपनं वह्निमण्डलम् ।।४३।।

vārayetkoṣṭhakāṭhiṇyamāmājīrṇaṃ nivārayet /

kāraṇaṃ kāntipuṣṭyośca dīpanaṃ vahnimaṇḍalam //43//

此法消除便秘和消化不良，提亮肤色，滋养身体，增强胃火。

第四种净胃法是直肠清洁法。顾名思义，此法意在使直肠清洁。

用姜黄茎或用中指，科学地清洗肛门，去除其中的污秽。取姜黄茎，约 3 到 4 英寸，或用中指，插入肛门，用水清洗直肠。

直肠清洁法亦称格内什行动（gaṇeśa kriyā）。但我们没有在任何文本中找到对“内什行动”的介绍。这一别称的来源，我们也不得而知。许多文本都规定，在调息练习时，禁止使用食指和中指，尤其禁止用来闭合鼻腔（《哈达瑜伽之光》Ⅱ / 64）。这可能是因为直肠清洁法中用到了中指。

据说，下行气的位置在肛门处。肛门处有污秽，便会污染或阻碍下行气，从而引发与肛门相关的各种疾病。因此要用直肠清洁法来纠正下行气的功能。

《哈达珠串》（Ⅰ / 29）介绍了八种清洁法，其中就有轮动式清洁法（cakrī karma）。轮动式清洁法类似于直肠清洁法。

根据《格兰达本集》，直肠清洁法可以消除便秘，解决消化系统的所有问题。它使人容光焕发，身体强壮，胃火增强。《哈达珠串》认为，直肠清洁法可促进肠蠕动（basti kriyā）。

第44节

जलबस्तिः शुष्कबस्तिर्बस्ती च द्विविधौ स्मृतौ ।

जलबस्तिं जले कुर्याच्छुष्कबस्तिं सदा क्षितौ ।।४४।।

jalabastiḥ śuṣkabastirbastī ca dvividhau smṛtau /

jalabastiṃ jale kuryācchuṣkabastiṃ sadā kṣitau //44//

净肠法有两种：水净肠法和干净肠法。水洗法，在水

中施行；干洗法，则要在干燥的环境中施行。

第 45 节

नाभिमग्नजले पायुन्यस्तनालोत्कटासनः ।

आकुञ्चनं प्रसारं च जलबस्तिं समाचरेत् ।।४५।।

nābhimagnajale pāyunyastanālotkaṭāsanaḥ /

ākuñcanaṃ prasāraṃ ca jalabastiṃ samācaret //45//

把管子插入肛门，行幻椅式体位。置身水中，保持水深齐脐。做提肛运动。这就是水净肠法。

第 46 节

प्रमेहं च उदावर्तं क्रूरवायुं निवारयेत् ।

भवेत्स्वच्छन्ददेहश्च कामदेवसमो भवेत् ।।४६।।

prameham̩ ca udāvartaṃ krūravāyuṃ nivārayet /

bhavetsvacchandadehaśca kāmadevasamo bhavet //46//

水净肠法消除泌尿问题、腹疾以及瓦塔失衡。修习水净肠法者，可如爱神一般掌控自己的身体。

《格兰达本集》介绍了两种类型的净肠法：水净肠法和干净肠法。《哈达瑜伽之光》中介绍的水洗大肠洁净法在《格兰达本集》中被称为水净肠法。在瑜伽和阿育吠陀中，“巴斯蒂”（basti），从根本上说意味着清洁。但在瑜伽中，巴斯蒂这个词，也表示身体的某一个特定区域。我们发现，在《格兰达本集》（Ⅰ / 47）中，这个词类似于“巴斯蒂区域”（basti pradeśa）。“从肚脐到肛门的身体区域”即为巴斯蒂区域。凡涉及该区域的实践，无论内部的还是外部的，皆可以“巴斯蒂”命名。

水净肠法的实践：把一根管子插入肛门，通过管子把水吸进去，并从内部清洗该区域。金属管长约 12 厘米，直径约 1 厘米；插入肛门的深度为 6 厘米，余下 6 厘米留在肛门外。在干净的水池里（池水与肚脐齐平），行幻椅式体位（Ⅱ / 27）。肛门括约肌舒展、收缩（提肛身印或马印，Ⅲ / 64），使水通过水管流入。稍后如厕排水。

库瓦拉雅南达吉（Swami Kuvalayanandaji）以及几乎所有的瑜伽专家都认为，瑙力作为一种重要功法，可引水流入结肠。所以如此，是因为瑙力在腹腔内产生了一个负压，这有助于向上吸水。水被吸进来不是因为水塘或提肛身印，而是因为瑙力。因此，即便在浴室里也可轻松实践巴斯蒂，而无须前往水塘。

很多人把这一清洁法等同于灌肠剂的使用，这是不正确的。因为在使用灌肠剂的情况下，水是在重力作用下通过肛门进入结肠的。而在实践水净肠法的过程中，水是在反重力作用下被吸上来的。

水净肠法对泌尿系统疾病以及与腹部相关的疾病富有疗效。修习此法，可获得掌控身体的能力，提升吸引力。

第 47 节

पश्चिमोत्तानतो बस्तिं चालयित्वा शनैः शनैः ।

अश्विनीमुद्रया पायुमाकुञ्चयेत्प्रसारयेत् ।।४७।।

paścimittānato bastiṃ cālayitvā śanaiḥ śanaiḥ /

aśvinīmudrayā pāyumākuñcayetprasārayet //47//

提升巴斯蒂区域。做提肛身印，收缩并舒展肛门；同时移动巴斯蒂区域。

第 48 节

एवमभ्यासयोगेन कोष्ठदोषो न विद्यते ।

विवर्धयेज्जाठराग्निमामवातं विनाशयेत् ।।४८।।

evamabhyāsayogena koṣṭhadoṣo na vidyate /

vivardhayejjāṭharāgnimāmavātaṃ vināśayet //48//

修习此法，可杜绝胃部问题，增强胃火，消除消化不良。

干净肠法（śuṣka basti），又称风净肠法（vāyu basti）。此法可在家中修习。满足瑜伽体位法修习需要的房间，便能满足干净肠法修习的需要。

身体仰卧，抬升肛门和腿部，缓慢移动巴斯蒂区域，做提肛身印，舒展和收缩肛门区肌肉，吸入空气。

行此功法，可消除便秘及与肠道相关的疾病，增强胃火。

第 49 节

वितस्तिमानं सूक्ष्मसूत्रं नासानाले प्रवेशयेत् ।

मुखान्निर्गमयेत्पश्चात् प्रोच्यते नेतिकर्मकम् ।।४९।।

vitastimānaṃ sukṣmasūtraṃ nāsānāle praveśayet /

mukhānnirgamayetpaścāt procyate netikarmakam //49//

将 12 指长的细线插入鼻孔，再从嘴巴取出。这就是净鼻法。

第 50 节

साधनान्नेतिकार्यस्य खेचरीसिद्धिमाप्नुयात् ।

कफदोषा विनश्यन्ति दिव्यदृष्टिः प्रजायते ।।५०।।

sādhanannetikāryasya khecarīsiddhimāpnuyāt /

kaphadoṣā vinaśyanti divyadṛṣṭiḥ prajāyate //50//

净鼻法成就逆舌身印，消除各种卡法疾病，改善视力。

这种清洁法以线净鼻法之名为人所知。另一种流行的净鼻技术是水净鼻法。

线长 12 指（约 20 厘米），即一拃（vitasti）。而《哈达珠串》（Ⅰ/40）则规定，线为 6 拃，即 72 指长。

细绳插入一侧鼻孔中，再从嘴里取出。两只手分别拉住细线两端，牵拉，磨蹭。另一侧鼻腔也是如此行法。

库瓦拉雅南达吉建议用橡胶管代替细线，因为橡胶管便于消毒，而且可在更长时间内保持清洁卫生。

在已发表的全部瑜伽文本中，我们都没有找到关于水净鼻法的记载。17 世纪或 18 世纪一份未发表的杰出手稿——《哈达习俗之月光》（*Haṭhasaṅketacandrikā*），汇集了那个年代普遍流行的瑜伽概念和实践，收录了种种瑜伽文本、瑜伽作者和瑜伽法式。《哈达习俗之月光》记载了一种与水净鼻法类似的行法，被称为海螺清洁法。相关经文涉及海螺清洁法的两种技术：

1. 用鼻孔吸水，用嘴巴吐出。这一技术与引流法（Ⅰ/57）相仿。

2. 用一侧鼻孔吸水，再通过另一侧鼻孔缓慢排出。

这两种技术，第一种可在高塔摩（Chaman Lal Gautam）翻译的《格兰达本集》中找到。《格兰达本集》（Ⅰ/57）中的引流法，与之类似。第二种海螺清洁法技术，以水净鼻法之名行世。可以说，《哈达习俗之月光》中关于海螺清洁法的记载，是水净鼻法唯一的资料渊源。

温水加微盐，灌入洗鼻壶。壶口对着一侧的鼻孔，头向另一侧倾斜，水就会从另一侧鼻孔中流出。练习时，务必小心谨慎，只能通过嘴巴呼吸，而绝不能用鼻腔呼吸！

婆罗门南达(Brahmananda)在其关于《哈达瑜伽之光》的评论——《月光》（Ⅱ/30—31）中，介绍了线净鼻法的一个传统行法：把细线放进一侧鼻孔中，轻轻闭合该侧鼻孔，然后，用力呼气，将细线从另一侧鼻孔呼出。

格兰达认为，线净鼻法对消除卡法非常有益，对额窦炎的疗愈非常有用。它还能改善视力，且有助于成就逆舌身印。

第51节

अमन्दवेगेन तुन्दं भ्रामयेदुभपार्श्वयोः ।
सर्वरोगान्निहन्तीह देहानलविवर्धनम् ।।५१।।

amandavegena tundaṃ bhrāmayedubhapārśvayoḥ /
sarvarogānnihantīha dehānalavivardhanam //51//

分别从左右两侧，以极快的速度运动腹部。此法可除百病，增胃火。

格兰达牟尼以劳里基为第四种清洁法，其他瑜伽文本则称之为瑙力。介绍这种清洁法时，格兰达虽未提及“瑙力”一词，但他提到了其他瑜伽文本中以瑙力命名的同一功法。而我们在其他任何瑜伽文本中同样也找不到对“劳里基”的描述。可以说，格兰达所说的劳里基与瑙力实则没有什么不同。

练就收腹收束法方能修习瑙力。尽最大可能呼气，体外住气——须抬起横隔膜，使腹部看起来像一个空腔。练习继续：模仿便秘之人如厕，向下用力。如此行法，则产生中间瑙力。但是，行瑙力之人和便秘之人的施力方式是不同的：便秘之人是单纯地向下施力，行瑙力之人则是往前部区域施力。

根据《哈达瑜伽之光》（Ⅱ/35），瑙力（腹腔旋转法）是所有清洁法中最好的，可除百病，增胃火。

第52节

निमेषोन्मेषकं त्यक्त्वा सूक्ष्मलक्ष्यं निरीक्षयेत् ।
पतन्ति यावदश्रूणि त्राटकं प्रोच्यते बुधैः ।।५२।।

nimeṣonmeṣakaṃ tyaktvā sūkṣmalakṣyaṃ nirīkṣayet /

patanti yāvadaśrūṇi trāṭakaṃ procyate budhaiḥ //52//

上下眼睑完全静止不动，眼睛凝视某一细微之物，直到开始流泪。这就是瑜伽士所说的净目法（凝视法）。

第 53 节

एवमभ्यासयोगेन शांभवी जायते ध्रुवम् ।

नेत्ररोगा विनश्यन्ति दिव्यदृष्टिः प्रजायते ।।५३।।

evamabhayāsayogena Śaṃbhavī jāyate dhruvam /

netrarogā vinaśyanti divyadṛṣṭiḥ prajāyate //53//

行净目法，必能成就希瓦身印，消除各种眼疾，改善视力。

净目法（trāṭaka，又称凝视法）是一种眼部训练，也有其瑜伽价值。本节经文已言明一切。

凝视的对象：眼睛凝视的对象应该是小的、细微的。通常，瑜伽修习者会使用蜡烛或陶灯。为修习而选择的凝视对象不应与修习者不好的记忆有关。否则，修习者可能会产生恐惧，从而造成修习障碍。

凝视的方法：行净目法时，凝视物体不要眨眼。眨眼是一种反射作用，是眼睛的一种自身需要，因此人们会经常眨眼。一般情况下，眼睛睁着却忍住不眨，就会流泪。这也是一种反射。修习净目法，可征服这种本能反应。

凝视的时间：凝视某一对象，克制眨眼，直到开始流泪。起初，（凝视）30 秒内开始流泪。如能加以规律训练，便可长时间凝视而不必眨眼，也不会流泪。

心意的专注：在净目法修习中，心意也起着非常重要的作用。心意应该从所有其他的对象中抽离出来，完全专注在凝视的对象上。

净目法的益处：有益于眼部疾病的疗愈，改善视力。可视为冥想的初始训练。

格兰达牟尼还认为，净目法是希瓦身印的先导训练。这两种实践有一些共同的特点。这两种实践，都要求睁眼。不同之处在于，净目法凝视的对象是外在的，而希瓦身印“凝视”的对象却是内在的（《哈达瑜伽之光》Ⅳ / 36）。

第 54 节

वातक्रमेण व्युत्क्रमेण शीत्क्रमेण विशेषतः ।

भालभातिं त्रिधा कुर्यात्कफदोषं निवारयेत् ।।५४।।

vātakrameṇa vyutkrameṇa śītkrameṇa viśeṣataḥ /

bhālabhātiṃ tridhā kuryātkaphadoṣaṃ nivārayet //54//

净脑法有三种行法：调和呼吸法、引流法和逆引流法。

行净脑法可消除卡法疾病。

格兰达的净脑法（bhālabhāti）与流行的净脑法（kapālabhāti）非常不同。格兰达介绍了三种净脑法，分别是：

1. 调和呼吸净脑法（vātakrama bhālabhāti）

2. 引流净脑法（vyutkrama bhālabhāti）

3. 逆引流净脑法（sītkrama bhālabhāti）

在其他文本中，我们找不到关于这三种类型净脑法的任何记载。

这三种净脑法都能消除卡法疾病。

第 55 节

इडया पूरयेद्वायुं रेचयेत्पिङ्गलया पुनः ।

पिङ्गलया पूरयित्वा पुनश्चन्द्रेण रेचयेत् ।।५५।।

iḍayā pūrayedvāyuṃ recayetpiṅgalayā punaḥ /

piṅgalayā pūrayitvā punaścandreṇa recayet //55//

左脉（左鼻腔）吸气，右脉（右鼻腔）呼气；（接着，）右脉吸气，左脉呼气。

第 56 节

पूरकं रेचकं कृत्वा वेगेन न तु धारयेत् ।

एवमभ्यासयोगेन कफदोषं निवारयेत् ।।५६।।

pūrakaṃ recakaṃ kṛtvā vegena na tu dhārayet /

evamabhyāsayogena kaphadoṣaṃ nivārayet //56//

不要住气。按照上节经文的指导吸气和呼气。行此功法，可消除卡法疾病。

调和呼吸净脑法，似乎是经脉净化调息（nāḍī śodhana prāṇāyāma）或者鼻腔交替调息（anuloma villoma）的前导训练。下表可助读者更好地理解这两种功法之间的差异：

	调和呼吸净脑法	鼻腔交替调息法
1	左鼻腔吸气	左鼻腔吸气
2	快速吸气，时间不限	缓慢吸气，保持一定的时间
3	吸气后不住气	住气
4	右鼻腔快速呼气	右鼻腔缓慢呼气
5	右鼻腔快速吸气，然后左鼻腔快速呼气	右鼻腔吸气，住气，然后左鼻腔缓慢呼气

第 57 节

नासाभ्यां जलमाकृष्य पुनर्वक्त्रेण रेचयेत् ।

पायं पायं व्युत्क्रमेण श्लेष्मदोषं निवारयेत् ।। ५७।।

nāsābhyāṃ jalamākṛṣya punarvaktreṇa recayet /

pāyaṃ pāyaṃ vyutkrameṇa śleṣmadoṣaṃ nivārayet //57//

双侧鼻腔吸水，嘴巴吐出。（是为引流净脑法。）再反向操作：嘴巴饮水，双侧鼻腔排出。（是为逆引流净脑法。）行此两种功法可消除黏液病。

第 58 节

शीत्कृत्य पीत्वा वक्त्रेण नासानालैर्विरेचयेत् ।

एवमभ्यासयोगेन कामदेवसमो भवेत् ।।५८।।

śītkṛtya pītvā vaktreṇa nāsānalairvirecayet /

evamabhyāsayogena kāmadevasamo bhavet //58//

嘴巴喝水，同时发出嘶声；再从鼻腔将水排出。行此功法者，俨如爱神。

第 59 节

न जायते वार्द्धकं च ज्वरो नैव प्रजायते ।

भवेत्स्वच्छन्ददेहश्च कफदोषं निवारयेत् ।।५९।।

na jāyate vārddhakaṃ ca jvaro naiva prajāyate /

bhavetsvacchandadehaśca kaphadoṣaṃ nivārayet //59//

行此功法，可杜绝衰老与发热，使身体受控，消除卡法疾病。

我们一般用嘴巴喝水，但引流法却规定用鼻腔吸水。嘴巴喝水，然后通过鼻腔排出，是为逆引流法。

这里，这两种功法都称为净脑法，可以结合起来使用，即所谓大象身印（mātaṅgī mudrā）。行大象身印，先行引流法，再行逆引流法；然后重复这一操作（Ⅲ / 67—68）。

行此功法者，会成为爱神一样的人——不会变老，不会惧怕死亡，完全掌控自己的身体。

इति श्रीघेरण्डसंहितायां घटयोगे षट्कर्मसाधनं नाम प्रथमोपदेशः ।

iti śrī gheraṇḍasaṃhitāyāṃ ghaṭayoge ṣaṭkarmasādhanaṃ nāma prathamopadeśaḥ /

《格兰达本集》第一章就此结束。

第二章 Part II
体位法

द्वितीयोपदेशः

Dvitīyopadeśaḥ

现在进入第二章。

第 1 节

आसनानि समस्तानि यावन्तो जीवजन्तवः ।

चतुरशीति लक्षाणि शिवेन कथितानि च ।।१।।

āsanāni samastāni yāvanto jīvajantavaḥ /

caturaśīti lakṣāni śivena kathitāni ca //1//

有多少物种，就有多少种体位法。（瑜伽之主）希瓦告诉我们，有 840 万种体位法。

第 2 节

तेषां मध्ये विशिष्टानि षोडशोनं शतं कृतम् ।

तेषां मध्ये मर्त्यलोके द्वात्रिंशदासनं शुभम् ।।२।।

teṣāṃ madhye viśiṣṭāni ṣodaśonaṃ śataṃ kṛtam /

teṣāṃ madhye martyaloke dvātriṃśadāsanaṃ śubham //2//

在这 840 万种体位法中，有 84 种是重要的。对普通大众来说，这 84 种体位法中，有 32 种体位法是吉祥的。

第3—6节

सिद्धं पद्मं तथा भद्रं मुक्तं वज्रं च स्वस्तिकम् ।

सिंहं च गोमुखं वीरं धनुरासनमेव च ।।३।।

siddhaṃ padmaṃ tathā bhadraṃ muktaṃ vajraṃ ca svastikam /

siṃhaṃ ca gomukhaṃ vīraṃ dhanurāsanameva ca //3//

मृतं गुप्तं तथा मात्स्यं मत्स्येन्द्रासनमेव च ।

गोरक्षं पश्चिमोत्तानमुत्कटं संकटं तथा ।।४।।

mṛtaṃ guptaṃ tathā mātsyāṃ matsyendrāsanameva ca /

gorakṣaṃ paścimottānamutkaṭaṃ saṃkaṭaṃ tathā //4//

मयूरं कुक्कुटं कूर्मं तथा चोत्तानकूर्मकम् ।

उत्तानमण्डुकं वृक्षं मण्डुकं गरुडं वृषम् ।।५।।

mayūraṃ kukkuṭaṃ kūrmaṃ tathā cottānakūrmakam /

uttānamaṇḍukaṃ vṛkṣaṃ maṇḍukaṃ garuḍaṃ vṛṣam //5//

शलभं मकरं चोष्ट्रं भुजङ्गं योगमासनम् ।

द्वात्रिंशदासनान्येव मर्त्ये सिद्धिप्रदानि च ।।६।।

śalabhaṃ makaraṃ coṣṭraṃ bhujaṅgaṃ yogamāsanam /

dvātriṃśadāsanānyeva martye siddipradāni ca //6//

它们分别是：至善坐、莲花坐、蝴蝶坐（普贤坐）、解脱坐（君主坐）、金刚坐、吉祥坐、狮子式、牛面式、英雄式、弓式、摊尸式、笈多式（至善坐变体）、鱼式、鱼王式、牧牛式、背部伸展式、幻椅式、金刚坐变体（危险式）、孔雀式、公鸡式、龟式、仰龟式、蛙式、蛙立式、树式、金翅鸟式、公牛式、蝗虫式、海豚式、骆驼式、眼镜蛇式、瑜伽士式。这 32 种体式法足以成就世人。

哈达瑜伽的课程通常从体位法（āsana）开始。在当今时代，体位法，简直就是瑜伽的代名词。哈达瑜伽诸文本，尽管有些接受四支瑜伽，有些接受六支瑜伽，有些接受七支瑜伽，有些接受八支瑜伽，但无一不将体式法列为最重要的一支。《牧牛尊者百论》有 2 种体位法，《哈达瑜伽之光》有 15 种体位法，《格兰达本集》有 32 种体位法。晚近的一些瑜伽文本甚至收录了 84 种以上的体位法。这也表明，随着时间的推移，体位法获得了非常重要的地位。

当代的瑜伽体位练习有两个重要目的：

1. 保证身体的健康和灵活性。

2. 有效预防及治疗疾病。

如今全世界都接受了体位法的这两个目的。但在古代，练习瑜伽（体位法）是为了获得接受哈达瑜伽更高阶训练的（基础）能力。此外，《哈达瑜伽之光》（Ⅰ/

64）的作者斯瓦特玛拉摩也表示，哈达瑜伽对年轻人、老人（甚至高龄老人）、病人、体虚者，都非常有益。

《格兰达本集》在本章一开篇就交代了体位法的数量。希瓦说有 840 万种体位法。牧牛尊者在《牧牛尊者百论》中也有类似的表述：体位法数量和物种数量一样多。

《格兰达本集》和《牧牛尊者百论》的说法类似。印度的神话传说也反复说，全部的体位法数量是 840 万种。

虽然牧牛尊者认为体位法数量和物种数量是一样的，但他介绍的体位法却只有两种，即至善坐和莲花坐。他认为这两种体位是最重要的。我们发现，后来的瑜伽文本，特别是哈达瑜伽文本，涉及的体位法越来越多。《哈达瑜伽之光》介绍了 15 种体位法，而《哈达珠串》则罗列了 84 种体位法，并且介绍了其中的 32 种。格兰达的体位法，数量上与《哈达珠串》相同，种类上稍有不同。

在介绍每一种体位法时，格兰达都会问一句：我们行动背后的目的是什么？

这就是为什么，人们认为他传授的体位法完全可以满足体位实践的需要。他说得很清楚："这 32 种体位法足以成就世人。"因此他才没有节外生枝，去介绍更多的体位法。

第 7 节

योनिस्थानकमङ्घ्रिमूलघटितं संपीड्य गुल्फेतरं ।

मेढ्रोपर्यथ संनिधाय चिबुकं कृत्वा हृदि स्थापितम् ।

स्थाणुः संयमितेन्द्रियोऽचलदृशा पश्यन्भ्रुवोरन्तरं

ह्येतन्मोक्षकवाटभेदनकरं सिद्धासनं प्रोच्यते ।।७।।

yonisthānakamaṅghrimūlaghaṭitaṃ saṃpīḍya gulphetaraṃ /

meḍhroparayatha saṃnidhāya cibukaṃ kṛtvā hṛdi sthāpitam/

sthāṇuḥ saṃyamitendriyo'caladṛśā paśyanbhruvo rantaraṃ /

hyetanmokṣaka vāṭabhedanakaraṃ siddhāsanaṃ procyate //7//

一只脚的脚跟抵住会阴，另一只脚的脚跟抵在阴茎根部（耻骨之上），下巴抵在喉结处，稳定身体，收摄感官，凝视眉心。这就是至善坐。这一体式打开了自由的大门。

在有关体位法的瑜伽文本中，基本上都可找到对至善坐的描述。而《瓦希斯塔本集》却是个例外：它虽然提到了至善坐，但没有进行描述。不过，不要忘了，《瓦希斯塔本集》描述了解脱坐（muktāsana）。根据斯瓦特玛拉摩的说法，至善坐也以其他三个名字闻名，它们是：解脱坐、金刚坐和笈多式（《哈达瑜伽之光》I / 37）。在有关萨克提提升印和谛听秘音的相关文本中，斯瓦特玛拉摩也提到了金刚坐和解脱坐。对于斯瓦特玛拉摩来说，这两种体位法无疑就是至善坐。

行至善坐，另一个要点是下巴抵在喉结处。在瑜伽中，喉结的这个特殊姿势就是收颔收束法（喉锁），它是住气期间即调息中气息驻留时的一种基本行法。对至善坐的描述，虽然没有提及吸气，但却要求行收颔收束法，并且明确规定：放置好双腿，吸气之后行收颔收束法，即（吸气后）住气。并且，也要凝视眉心。

读者可能已经注意到了，在哈达瑜伽文本中，体位法

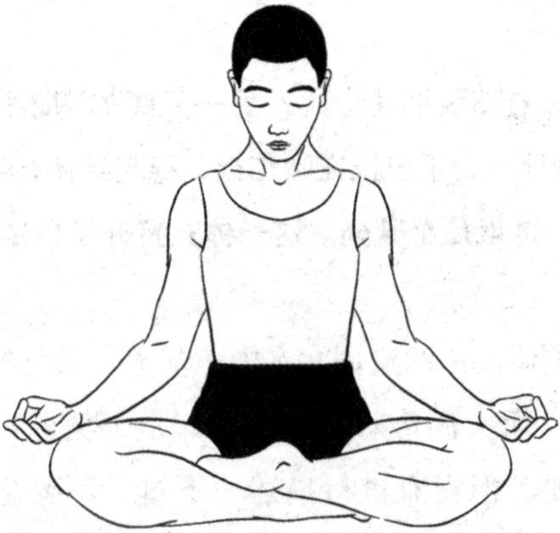

至善坐

一般不涉及呼吸，而至善坐和莲花坐则是例外。瑜伽老师通常推荐用至善坐或莲花坐练习调息。也许正因如此，我们才发现了这两种体位法的奥秘。

至善坐，要凝视眉心。斯瓦特玛拉摩也推荐这一做法。凝视眉心有助于保持心的平静。

第8节

वामारूपरि दक्षिणं हि चरणं संस्थाप्य वामं तथा

दक्षोरूपरिः पश्चिमेन विधिना धृत्वा कराभ्यां दृढम् ।

अङ्गुष्ठौ हृदये निधाय चिबुकं नासाग्रमालोकयेत्

एतद्व्याधिविकारनाशनकरं पद्मासनं प्रोच्यते ।।८।।

vāmorūpari dakṣiṇaṃ hi caraṇaṃ saṃsthāpya vāmaṃ tathā /

dakṣorūpari paścimena vidhinā dhṛtvā karābhyāṃ dṛḍham //

aṅguṣṭhau hṛdaye nidhāya cibukaṃ nāsāgramālokayet /

etadvyādhivikaranāśanakaraṃ padmāsanaṃ procyate //8//

右腿放在左侧大腿上，左腿放在右侧大腿上。双手像剪刀一样在背后交叉，用力抓住同侧的脚趾。下巴抵在喉结处，凝视眉心。这就是莲花坐。它消除疾病带来的（身心）紊乱。

《哈达瑜伽之光》中，有两种类型的莲花坐：收束莲花坐（又称邦达莲花坐）——双手背后交叉，抓住脚趾；解脱莲花坐——双手放在大腿上，或者放在同侧的膝盖上，做智慧手印[①]。

同至善坐一样，莲花坐也要求行收颔收束法，也要求凝视眉心。瑜伽修习者必须知道，收颔收束法是住气法的

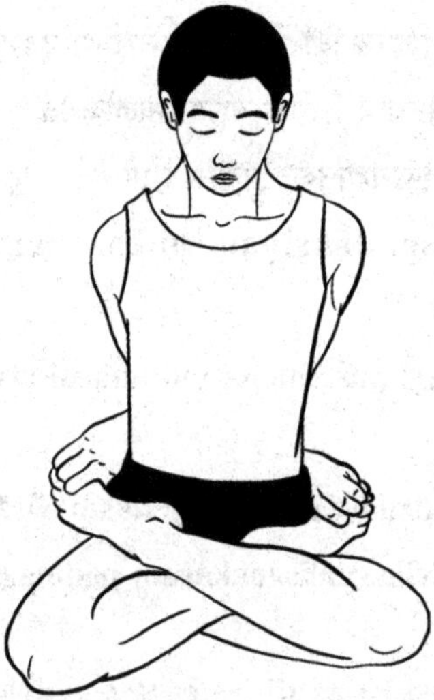

莲花坐

① jñāna mudrā，又译智慧身印。这里，我们取习惯译法。——译者

必要行法。虽说莲花坐始终包含收颔收束法，但有两点需要说明：

1. 收束莲花坐不是住气法所必需的。斯瓦特玛拉摩已经明确表示，行风箱式住气法，要做解脱莲花坐（而非收束莲花坐）（《哈达瑜伽之光》Ⅱ / 59）。

2. 用莲花坐调息时，下巴抬起，此时更多的是一种身印，尽管没有任何瑜伽文本在讨论这一姿势时提到身印，或将其归为身印，或赋予它身印的地位。

第 9—10 节

गुल्फौ च वृषणस्याधो व्युत्क्रमेण समाहितः ।
पादाङ्गुष्ठौ कराभ्यां च धृत्वा वै पृष्ठदेशतः ।।९।।

gulphau ca vṛṣaṇasyādho vyutkrameṇa samāhitaḥ /
pādaṇguṣṭhau karābhyām ca dhṛtvā vai pṛṣṭhadeśat aḥ //9//

जालन्धरं समासाद्य नासाग्रमवलोकयेत् ।
भद्रासनं भवेदेतत्सर्वव्याधिविनाशकम् ।।१०।।

jālandharaṃ samāsādya nāsāgramavalokayet /
bhadrāsanaṃ bhavedetatsarvayādhivināśakam //10//

双脚脚跟、脚心相对，（脚趾向后，脚跟在前）反向抵在阴囊下方会阴处。心意专注，双手抓住脚趾，做收颔

收束法，凝视鼻尖。这就是蝴蝶坐。据说，它是所有疾病的克星。

在《哈达瑜伽之光》（I / 34）中，斯瓦特玛拉摩介绍了这种体位法，认为它是84种体位法中的精华。这表明，从斯瓦特玛拉摩的时代起，蝴蝶坐就是一种重要的体位法。这就是后来所有的瑜伽文本都关注这一体位法的原因。值得注意的是，关于蝴蝶坐的具体行法，依然是众说纷纭。

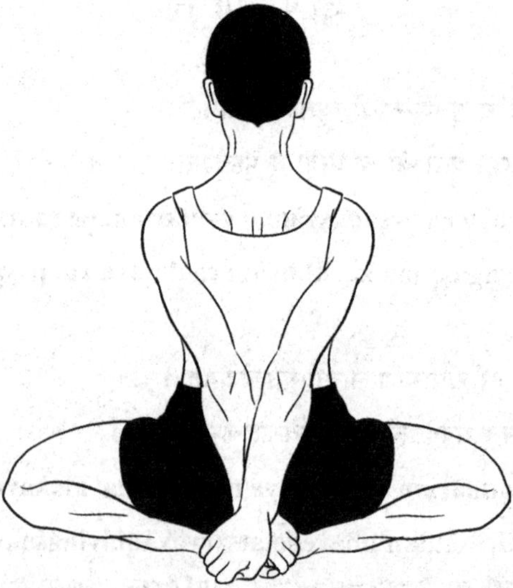

蝴蝶坐

《格兰达本集》规定：以膝盖为轴心，双腿折叠，取长坐姿势，双脚脚掌相抵，慢慢靠近身体（会阴处）；脚掌叠合——脚趾朝后，脚跟向前，坐在脚掌上；双手向后，做指锁，抓住脚趾。保持这个姿势，行收颔收束法，凝视鼻尖。

注意，蝴蝶坐难练，膝盖或脚踝僵硬的人要格外小心。不要妄想第一天就做到位。

格兰达似乎要把蝴蝶坐与身印相提并论，尽管他是在讲体位法时讲到蝴蝶坐的。收颔收束法在这一体位中的应用清楚表明，做蝴蝶坐时，也必须住气。格兰达以此将蝴蝶坐与至善坐、莲花坐串联起来。

在《哈达瑜伽之光》中，蝴蝶坐则相对简单：取坐姿，脚掌相抵，脚后跟抵住会阴，双手抓住前脚掌，做指锁。斯瓦特玛拉摩没有提到收颔收束法，也没有要求凝视鼻尖。斯瓦特玛拉摩曾说，这一体位法也称牧牛式（gorakṣāsana）。然而，在我们这一版的《格兰达本集》（Ⅱ / 24—25）中，牧牛式却是另外一种行法。

第11节

पायुमूले वामगुल्फं दक्षगुल्फं तथोपरि ।

समकायशिरोग्रीवं मुक्तासनं तु सिद्धिदम् ।।११।।

pāyumūle vāmagulphaṃ dakṣagulphaṃ tathopari /

samakāyaśirogrīvaṃ muktāsanaṃ tu siddhidam //11//

左脚跟抵在肛门根处，右脚跟放在左脚跟上；脊柱、头部、颈部挺直。这就是解脱坐（普贤坐）。解脱坐为修习者带来成就。

解脱坐是《格兰达本集》32种体位法之一。《哈达瑜伽之光》也提到了解脱坐，但只是将其作为至善坐的别名——当然，《哈达瑜伽之光》的注释者婆罗门南达还是根据脚跟位置的不同，对二者进行了区分。

按照婆罗门南达的说法，左脚脚跟抵在会阴下方，右脚脚跟放在左脚跟上方时，就是解脱坐。《格兰达本集》中解脱坐的行法与之类似。唯一的区别在“会阴”上——格兰达说的是“肛门”。根据当代评论家的观点，这只是文字上的区别，因为，脚跟抵住肛门自然会抵住会阴，反之亦然。然而，在解脱坐的具体行法上，所有文本都不一致，这也是事实。

《瓦希斯塔本集》吸收了婆罗门南达关于解脱坐脚跟位置的思想，区分出了两种不同的解脱坐行法：解脱坐和笈多式（guptāsana）。根据《瓦希斯塔本集》，解脱坐的一种行法（Ⅰ/82）要求双脚脚跟放在会阴下方；另一种行法（Ⅰ/81）则要求双脚脚跟放在耻骨上方。上面提到的解脱坐的第一种行法，称为解脱式（根据婆罗门南达的观点，此为至善坐的别称）；第二种行法，称为笈多式（至善坐的一种变体）。

也许是根据脚后跟的位置命名的：当修习者用脚跟隐藏了生殖器时，就称笈多式（gupta，义为隐藏、秘密）；生殖器不被隐藏，“自由”无拘，则称解脱式（mukta，义为自由）。

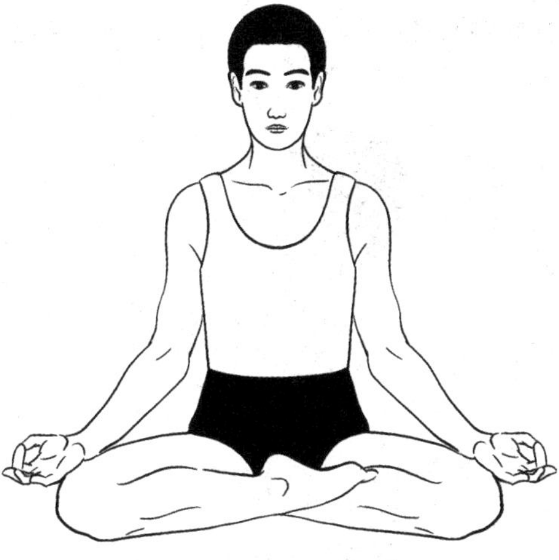

解脱坐

第 12 节

जङ्घाभ्यां वज्रवत्कृत्वा गुदपार्श्वे पदावुभौ ।

वज्रासनं भवेदेतद्योगिनां सिद्धिदायकम् ।।१२।।

jaṅghābhyāṃ vajravatkṛtvā gudapārśve padāvubhau /

vajrāsanaṃ bhavedetadyogināṃ siddhidāyakam //12//

（以膝盖为轴，折叠双腿，）使大腿绷紧，双脚脚底分置于肛门两侧。这就是金刚坐。它为瑜伽士带来成就。

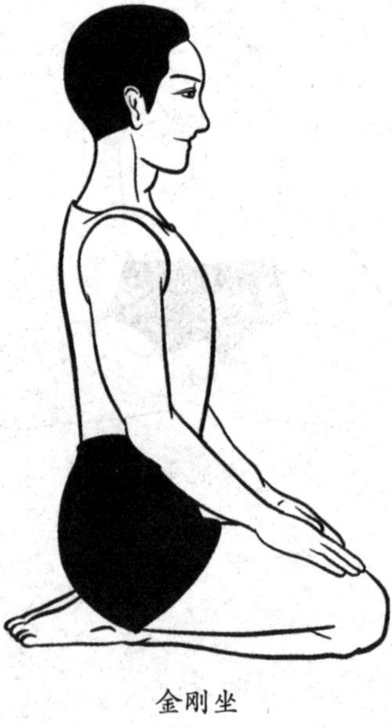

金刚坐

得名金刚坐可能有两个原因。其一，小腿肌肉（jaṅghā pradeśa）像雷电一样刚硬有力，且双脚的脚底分置于肛门两侧。行此体位时，小腿肌肉刚硬无比，因此，称为金刚坐。其二，“金刚”在梵文中也指男性生殖器官。这一体位限制下身的血液循环，促进盆底区，即从肚脐到肛门的区域的血液循环，对生殖器非常有益。

金刚坐也是至善坐的别称（《哈达瑜伽之光》Ⅰ/37）。根据婆罗门南达的说法，当右脚跟抵住会阴，而左脚跟放在耻骨上方时，就称为金刚坐。斯瓦特玛拉摩说，要唤醒昆达里尼，就要修习金刚坐（《哈达瑜伽之光》Ⅲ/114—115）。但他说的金刚坐，既不是一般意义上的金刚坐，也不是《格兰达本集》中的金刚坐，而是一种至善坐。

金刚坐中的仰卧金刚坐（suptavajrāsana）和瑜伽身印（yogamudrā），皆是金刚坐的变体和应用。

第 13 节

जानूर्वोरन्तरे कृत्वा योगी पादतले उभे ।

ऋजुकायसमासीनं स्वस्तिकं तत्प्रचक्षते ।।१३।।

jānūrvorantare kṛtvā yogī pādatale udhe /

ṛjukāyasamāsīnaṃ svastikaṃ tatpracakṣate //13//

双脚脚跟置于大腿和小腿肌肉之间，身体挺直，端坐。这就是吉祥坐。

很难说为什么这一体位法被称为吉祥坐。传统上，吉祥坐对瑜伽的高阶练习如调息、冥想等有益。不少瑜伽文本都提到了这一体位法。

《雅伽瓦卡亚瑜伽》（Ⅲ / 3—5）介绍了吉祥坐的两种行法。第一种行法与《哈达瑜伽之光》《格兰达本集》

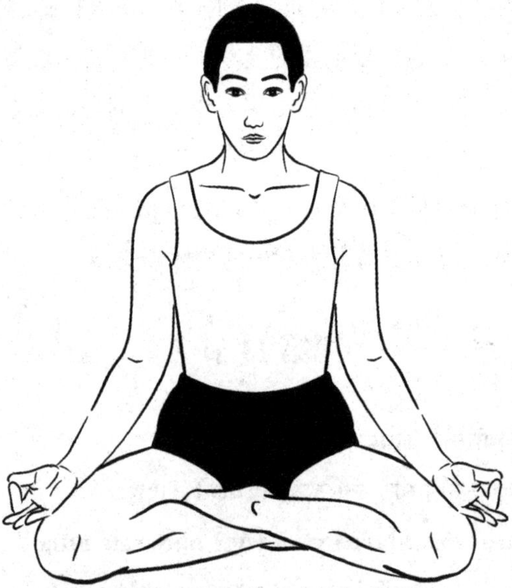

吉祥坐

中的吉祥坐非常相似。第二种行法是双脚脚跟分置于会阴两侧。《哈达瑜伽之光》（Ⅰ / 50）的规定是：脚踝交叉，右脚脚跟抵在（会阴）左侧。而如果右脚脚跟放在会阴右侧，左脚脚跟放在会阴左侧，那么脚跟的位置就与龟式类似（《哈达瑜伽之光》Ⅰ / 22）。《雅伽瓦卡亚瑜伽》中吉祥坐的第二种行法，亦见于《瓦希斯塔本集》，二者在名称和技法上均相同。

第 14—15 节

गुल्फौ च वृषणस्याधो व्युत्क्रमेणोर्ध्वतां गतौ ।

चितियुग्मं भूमिसंस्थं करौ च जानुनोपरि ।।१४।।

gulphau ca vṛṣaṇasyādho vyutkarameṇordhvataṃ gatau /

citiyugmaṃ bhūmisaṃsthaṃ karau ca jānunopari //14//

व्यात्तवक्त्रो जलन्ध्रेण नासाग्रमवलोकयेत् ।

सिंहासनं भवदेतत्सर्वव्याधिविनाशकम् ।।१५।।

vyāttavaktro jalandhreṇa nāsāgramavalokayet /

siṃhāsanaṃ bhavedetatsarvavyādhivināśakam //15//

双脚脚跟相对（即右脚跟朝左，左脚跟朝右），置于阴囊下方。双膝着地，双掌抚膝。张大嘴巴，行收颔收束法，

凝视眉心。这就是狮子坐。它消除所有疾病。

《格兰达本集》中的狮子坐，亦见于《哈达瑜伽之光》。这里，我们的疑问是，狮子坐究竟适合不适合女性？最合理的解释是，格兰达之所以使用“阴囊”一词，是因为当时的社会是男性主导的社会，这种社会特征会无意间在措

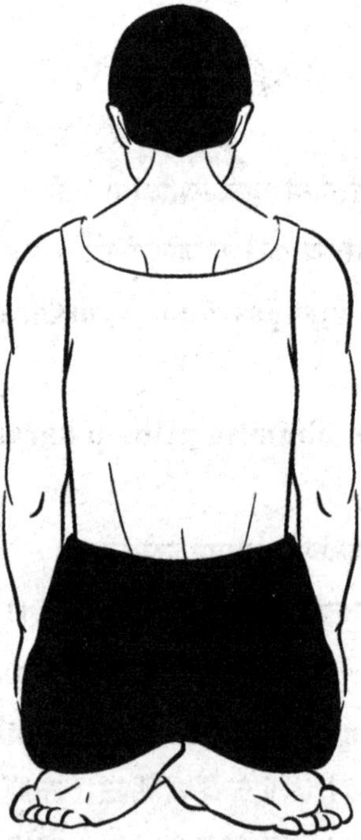

狮子坐

辞上体现出来。另一个例子是，在对至善坐的介绍中，使用了“阴茎”一词（《格兰达本集》Ⅱ / 7；《哈达瑜伽之光》Ⅰ / 35—36）。现代社会，男性和女性都有权外修习体位法。因此，经文各处，“阴茎”应作“耻骨”解，“阴囊”应作“会阴”解。

《哈达瑜伽之光》提到，狮子坐是 84 种体位法中的 4 种精华体位之一。斯瓦特玛拉摩还写道，狮子坐于三锁印的修习皆有助益。三锁印，即，收颔收束法（喉锁）、会阴收束法（根锁）和收腹收束法（脐锁），它们主要用于调息（即住气）。也许这就是斯瓦特玛拉摩把它列入 84 种体位法中最重要的 4 种，并赋予它特殊地位的原因。而格兰达并没有说这个体位有助于这些收束法（锁印）的修习，只说要在行此体位法时做收颔收束法。

第 16 节

पादौ च भूमौ संस्थाप्य पृष्ठपार्श्वे निवेशयेत् ।

स्थिरं कायं समासाद्य गोमुखं गोमुखाकृतिः ।।१६।।

pādau ca bhūmau saṃsthāpya pṛṣṭhapārśve niveśayet /

sthiraṃ kāyaṃ samāsādya gomukhaṃ gomukhākṛtiḥ //16//

双腿着地，（交叉）置于背部两侧。保持身体稳定。

模仿牛面。这就是牛面式。

这节经文并没有全面描述牛面式。双腿放在地上，分别置于背部两侧，贴近臀部。仅仅这样的描述是不够的，单从文字上很难同金刚坐区分开来。

金刚坐，两个膝盖并置，呈现不出牛面的样貌。而一旦将膝盖叠置，牛面的样貌就现出来了。如果双膝叠置，那么左腿就自然贴着臀部右侧，左膝上方的右腿则会贴着臀部左侧。这一姿势，酷似牛面。

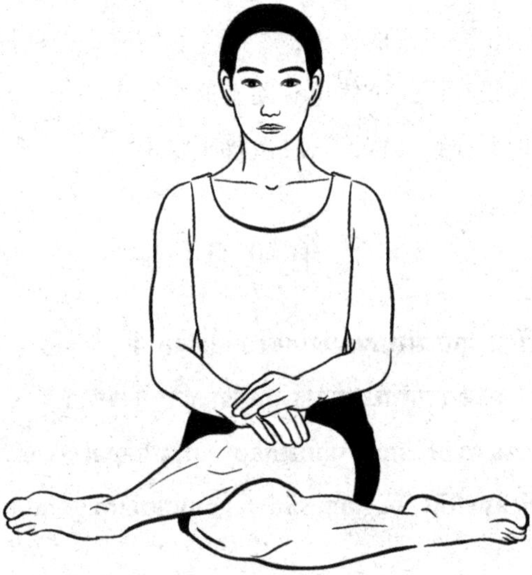

牛面式

《雅伽瓦卡亚瑜伽》（Ⅲ / 56）、《瓦希斯塔本集》（Ⅰ / 70）及《哈达瑜伽之光》（Ⅰ / 20）中也有关于牛面式的描述。

还有一种关于牛面式的描述，即邦达牛面式（baddha gomukhāsana，又称收束牛面式）。《阿希布达尼亚本集》（*Ahirbudhnyasaṃhitāt*，31 / 45—46）中介绍的邦达牛面式则是另一种行法：腿部姿势如当前文本所示，双手像剪刀一样在背后交叉，抓住同侧的脚趾。

格兰达没有说明牛面式中双手的位置。双手可有两种姿势。一种是，一只手掌放在膝盖上，另一手掌叠置其上。另一种是，右手掌放在左脚跟上，左手掌放在右脚跟上。

第 17 节

एकं पादमथैकस्मिन्विन्यसेदूरुसंस्थितम् ।
इतरस्मिंस्तथा पश्चाद्वीरासनमितीरितम् ।।१७।।
ekaṃ pādamathaikasminvinyasedūrusaṃsthitam /
itarasmiṃstathā paścādvirasanamitīritam //17//
一条腿伸出，另一条腿置于其上。再把伸出去的那条腿缩回来。这就是英雄式。

关于英雄式（又称勇士式），各个文本都不甚了了，且在对行法的描述上亦颇多龃龉之处。英雄式的主流行法是：一条腿放在另外一条腿的大腿上，另外一条腿则放在这条行半莲花坐（ardha-padmāsana）的腿的下面。做不了莲花坐的，可以从英雄式 / 半莲花坐练起。

《瓦希斯塔本集》中有对英雄式腿部姿势的另一种描述：一条腿放在另一条腿的大腿上。另一条腿则如金刚坐中的姿势，以膝盖为轴折叠，小腿置于大腿之下。

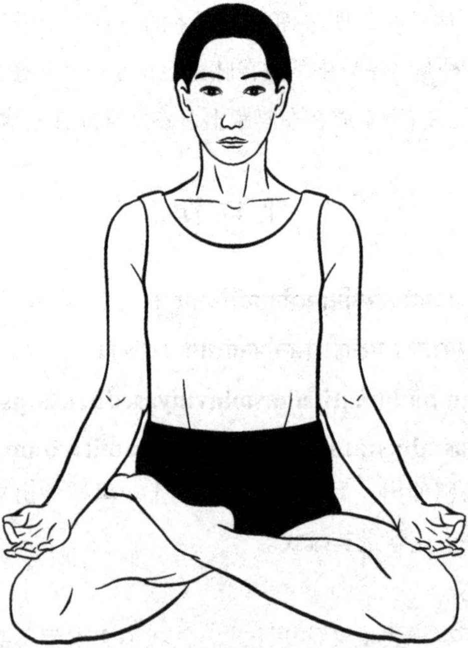

英雄式

第18节

प्रसार्य पादौ भुवि दण्डरूपौ करौ च पृष्ठे धृतपादयुग्मम् ।

कृत्वा धनुर्वत्परिवर्तिताङ्गं निगद्यते वै धनुरासनं तत् ।।१८।।

prasārya pādau bhuvi daṇḍarūpau karau ca pṛṣṭhe dhṛtapādayugmam /

kṛtvā dhanurvatparicartitāṅgaṃ nigadyate vai dhanurāsanaṃ ta //18//

两腿笔直伸出，双手从背后抓住双腿，像（拉）弓一样牵动身体。这就是弓式。

关于弓式，《格兰达本集》和《哈达瑜伽之光》的描述不同。《哈达瑜伽之光》描述弓式如下：俯卧位，以膝

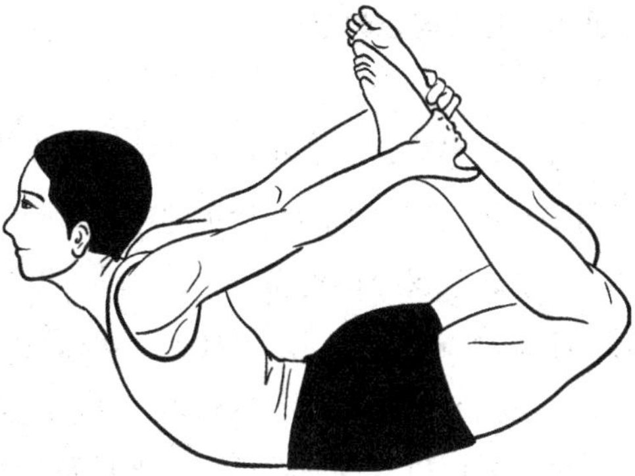

弓式

盖为轴折叠双腿；然后，双手抓住双脚脚趾，同时用力牵拉，分别拉至同侧的耳朵附近。如此，则身体如弓之满拉。

在《格兰达本集》中，则身体宛如弓之既张：俯卧位，双手抓住脚趾、脚掌或脚踝，然后拉动双腿。

另有一种弓式体位，以坐姿行之。据说，这一体位法也源于《哈达瑜伽之光》。

第 19 节

उत्तानं शववत् भूमौ शयनं तु शवासनम् ।

शवासनं श्रमहरं चित्तविश्रान्तिकारणम् ।।१९।।

uttānaṃ śavavat bhūmau śayanaṃ tu śavāsanam /

śavāsanaṃ śramaharaṃ cittaviśrāntikāraṇam //19//

身体仰卧，像尸体一样。这就是摊尸式。据说，摊尸式可消除疲劳，让心得以休息。

这是一种放松姿势，可消除身体和精神的疲劳。摊尸式看起来简单至极，实际上却是最难的体式。摊尸，就是模仿尸体。尸体，不仅身体不动，心也不动。因此，在做摊尸式时，除了身体不动外，还要杜绝一切思想活动，做到不动于心。与控制身体相比，控制心意更难，需要足够多的练习。摊尸式所以有放松效果，主要原因是，身体的任何部位都不再对抗重力，静脉血液得以迅速回流。心需要专门的训练，而后才能逐渐地归于平静。

摊尸式对高血压和某些心脏问题极富疗效。

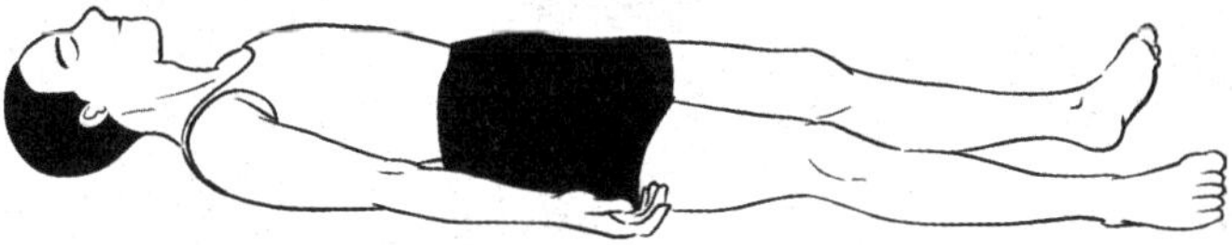

摊尸式

第 20 节

जानूर्वोरन्तरे पादौ कृत्वा पादौ च गोपयेत् ।

पादोपरि च संस्थाप्य गुदं गुप्तासनं विदुः ।।२०।।

jānūrvorantare pādau kṛtvā pādau ca gopayet /

pādopari ca saṃsthāpya gudaṃ guptāsanam viduḥ //20//

脚掌插入另一侧大腿与小腿之间，脚跟置于耻骨上方，下巴抵在喉结处。收摄感官，保持不动。不眨眼地凝视鼻尖。这就是笈多式。

斯瓦特玛拉摩说，笈多式是至善坐的别名。注经人婆罗门南达，在其评注《哈达瑜伽之光》的《月光》一书中，根据脚跟的位置，区分出了四种至善坐。婆罗门南达所谓的解脱坐，与格兰达所谓的笈多式，二者的脚跟位置是一样的。

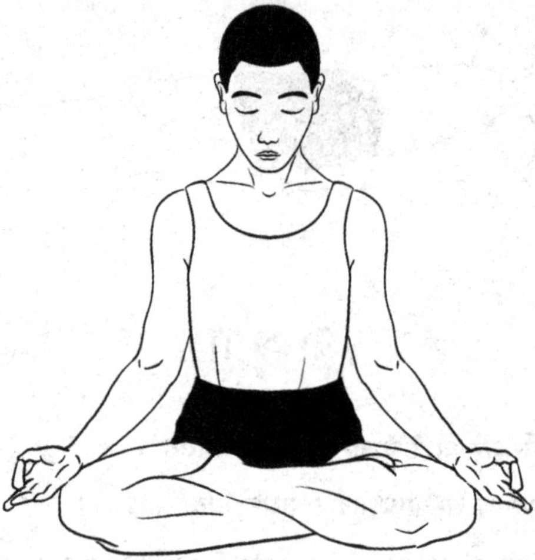

笈多式

第 21 节

मुक्तपद्मासनं कृत्वा उत्तानशयनं चरेत् ।

कूर्पराभ्यां शिरो वेष्ट्यं रोगघ्नं मात्स्यमासनम् ।।२१।।

muktapadmāsanaṃ kṛtvā uttānaśayanaṃ caret / kūrparābhyām śiro veṣṭyaṃ rogaghnaṃ mātsyamāsanam //21//

做解脱莲花坐，仰卧，头放在双臂臂弯中。这就是鱼式。它是疾病的克星。

普遍流行的鱼式行法，与文中所描述的几乎没有什么不同。

普遍流行的鱼式行法为：先做莲花坐，然后身体仰卧，手掌放在头部两侧，手指指向双腿。手掌压地，抬背，拱背，头顶慢慢触地。保持身体平衡，双手抓住脚趾，往自己（头）的方向拉，直到肘部触地。

上述行法之流行始于何时尚不清楚。

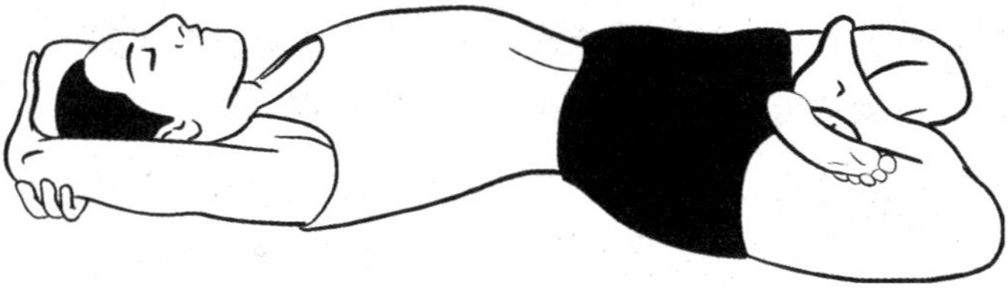

鱼式

第 22—23 节

उदरं पश्चिमाभासं कृत्वा तिष्ठत्ययत्नतः ।

नम्रितं वामपादं हि दक्षजानूपरि न्यसेत् ।।२२।।

udaraṃ paścimābhāsaṃ kṛtvā tiṣṭhatyayatnataḥ /

namritaṃ vāmapādaṃ hi dakṣajānūpari nyaset //22//

तत्र याम्यं कूर्परं च वक्त्रं याम्यकरेऽपि च ।

भ्रुवोर्मध्ये गता दृष्टिः पीठं मात्स्येन्द्रमुच्यते ।।२३।।

tatra yāmyaṃ kūrparaṃ ca vaktraṃ yāmyakare'pi ca /

bhruvormadhye gatā dṛṣṭiḥ pīthaṃ māstsyendramucyate //23//

放松，腹部收紧，尽力贴向后背。折叠左腿，置于右膝上方。右肘放在左膝上，（右）手支撑面部。凝视眉心。这就是脊柱扭转式（即鱼帝尊者描述的鱼王式）。

《格兰达本集》对脊柱扭转式的描述不明确，也不完整。它只描述了左腿的姿势，至于右腿，它没有说明。

下面分析《格兰达本集》中的脊柱扭转式。

折叠左腿，左膝置于右膝上方。这个姿势，左膝要指向天空。为了完美地做好这一体位，要把腹部稍微后贴（扭转脊柱）。我们没有找到任何关于右腿的说明。

《哈达瑜伽之光》及瑜伽传统规定的腿部姿势如下：右腿折叠，放在左胯上；左脚掌放在右膝右侧，触地。

《哈达瑜伽之光》用到“扭转（肢体）”（parivartitaṅgam）一词。要把左脚掌放在右膝右侧，身体、肩膀和脊柱必须向左侧扭转，否则就无法办到。

根据当前文本，左脚掌放在右膝右侧后，须把右肘置

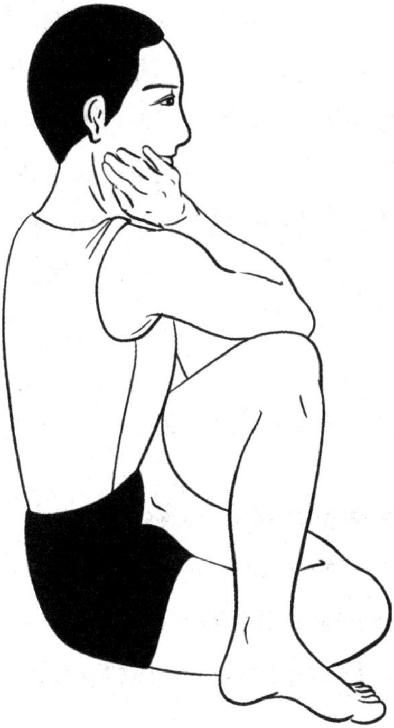

脊柱扭转式

于右膝上。这表明了两点：

1. 须将左脚掌放在右膝右侧，并且保证左膝指向天空。

2. 之后，只可把右肘放在左膝上。此外，为了把右肘放在左膝上，必须把（腰部以上的）身体向左扭转。

经文中没有明确提到右腿的姿势。根据瑜伽传统和《哈达瑜伽之光》，右腿应放在左胯上。格兰达没有提到右腿，他的描述是不完整的。或者，我们可以说，根据格兰达的描述，在脊柱扭转式中，右腿必须伸直，贴地。

毋庸置疑，格兰达也认为这是一组扭转的体式。

我们已经注意到，格兰达很少在介绍某一体位法时不提及它的益处。脊柱扭转式是一个例外。在《哈达瑜伽之光》（Ⅰ / 26—27）中，斯瓦特玛拉摩曾提及这一体位法的益处。

第 24—25 节

जानूर्वोरन्तरे पादौ उत्तानौ व्यक्तसंस्थितौ ।

गुल्फौ चाच्छाद्य हस्ताभ्यामुत्तानाभ्यां प्रयत्नतः ।।२४।।

Jānūrvorantare pādau uttānau vyaktasaṃsthitau /

gulphau cācchādya hastābhyamuttānābhyāṃ prayatnataḥ //24//

कण्ठसंकोचनं कृत्वा नासाग्रमवलोकयेत् ।

गोरक्षासनमित्याहुर्योगिनां सिद्धिकारणम् ।।२५।।

kaṇṭhasaṃkocanaṃ kṛtvā nāsāgramavalokayet /

gorakṣāsanamityāhuryoginām siddhikāraṇam //25//

双脚放在小腿和大腿之间，脚底朝上，保持在视线范围内。双手放在脚跟上，手掌向上，遮住脚跟。行收颔收

束法，凝视鼻尖。这就是牧牛式。它赐予瑜伽士成功。

牧牛式，不同的文本对其描述不同，如在《哈达瑜伽之光》（Ⅰ/53—54）中，斯瓦特玛拉摩提到蝴蝶坐也称牧牛式。

《格兰达本集》描述的牧牛式，可与吉祥坐（Ⅱ/13）做一比较。吉祥坐中，脚是隐藏的；而这里，脚是暴露的。在此基础上，格兰达加入了吉祥坐中所没有的一些

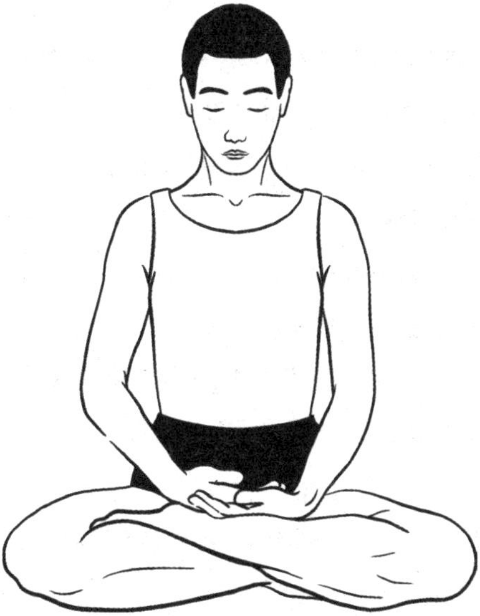

牧牛式

重要的东西。这里归纳成三点：

1. 双掌向上，遮住脚跟

2. 做收颔收束法

3. 凝视鼻尖

因为这些，人们认为牧牛式是一种冥想体式。行收颔收束法之前，都要吸气，这是惯例。正因如此，行此体式必然也要住气。

第 26 节

प्रसार्य पादौ भुवि दण्डरूपौ विन्यस्तभालं चितियुग्ममध्ये ।

यत्नेन पादौ च धृतौ कराभ्यां तत्पश्चिमोत्तानमिहासनं स्यात् ।।२६।।

prasārya pādau bhuvi daṇḍarūpau vinyastabhālaṃ citi yugmamadhye /

yatnena pādau ca dhṛtau karābhyāṃ tatpaścimottānamihāsanaṃ syāt //26//

双腿笔直伸出，（身体前屈，）前额置于两膝之间。双手用力抓住脚掌。这就是背部伸展式。

背部伸展式是哈达瑜伽中最重要的体式之一。斯瓦特玛拉摩在《哈达瑜伽之光》（Ⅰ/29）中称它是所有体式中最重要的。人们认为，它是最好的前屈体式。

对这个体式的描述，《格兰达本集》与《哈达瑜伽之光》仅有一处不同。《哈达瑜伽之光》这样描述这一体式：双腿前伸，身体自腰部以上前屈。必须抓住脚趾。而《格兰达本集》则说“抓住脚掌”。《格兰达本集》没有提到这一体位法的益处。在《哈达瑜伽之光》中，我们发现这一体位法有以下益处：

1. 促进生命气（prāṇa vāyu）在中脉中流动
2. 让腰部纤细
3. 去除疾病
4. 增强胃火

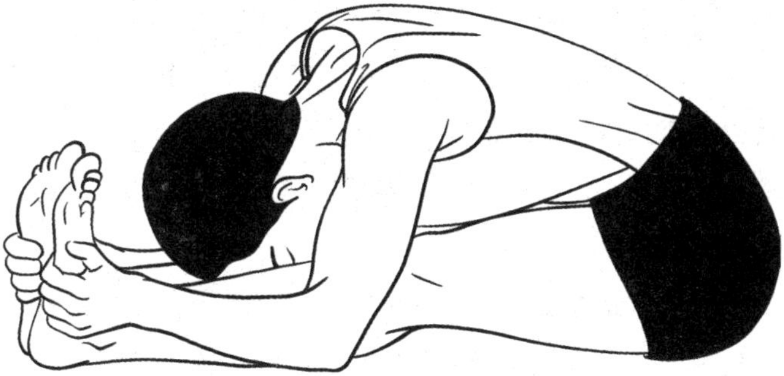

背部伸展式

第 27 节

अङ्गुष्ठाभ्यामवष्टभ्य धरां गुल्फौ च खे गतौ ।

तत्रोपरि गुदं न्यस्य विज्ञेयं तूत्कटासनम् ।।२७।।

aṅguṣṭhābhyāmavaṣṭabhya dharāṃ gulphau ca khe gatau /

tatropari gudaṃ nyasya vijñeyaṃ tūtkaṭāsanam //27//

脚趾稳稳着地，提踵，脚跟抵住肛门。这就是幻椅式。

幻椅式是格达瑜伽 32 种体式之一。它虽然不在《哈达瑜伽之光》15 种体式之列，但在介绍净肠法（basti）时，斯瓦特玛拉摩也曾提及（《哈达瑜伽之光》 Ⅱ / 27）。这就说明斯瓦特玛拉摩是接受幻椅式的。

实际上，幻椅式是一种坐姿体式，但其起式却是站姿。它是一种平衡体式。

这一体式主要用于净肠法的修习。净肠法是六种清洁法之一（《格兰达本集》Ⅰ / 44—45；《哈达瑜伽之光》Ⅱ / 27）。

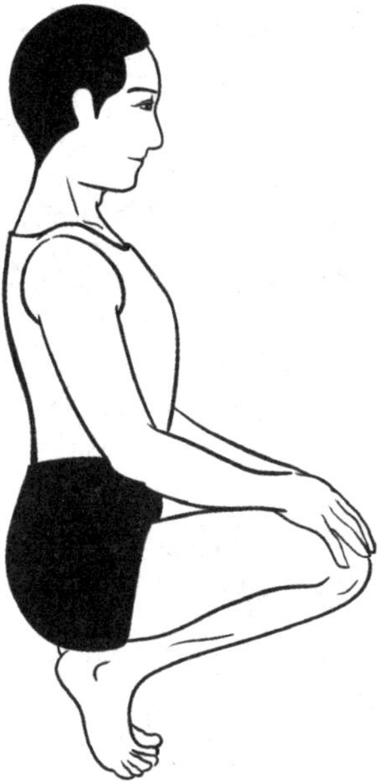

幻椅式

第 28 节

वामपादचितेर्मूलं विन्यस्य धणीतले ।

पाददण्डेनयाम्येन वेष्टयेद्वामपादकम् ।

जानुयुग्मे करयुगमेतत्संकटासनम् ।।२८।।

vāmapādacitermūlaṃ vinyasya dharaṇītale /

pādadaṇḍena yāmyena veṣṭayedvāmapādakam /

jānuyugme karayugametatsaṃkaṭāsanam //28//

左腿胫部着地，右腿盘绕在左腿上，两手抚膝。这就是金刚坐变体（危险式）。

所谓危险式，顾名思义，这一体式绝不简单。一般以高阶金刚坐视之。在此提醒，凡行金刚坐有不适者，勿要强行危险式。

这一体位法可使腿部肌肉灵活，对下半身非常有益。

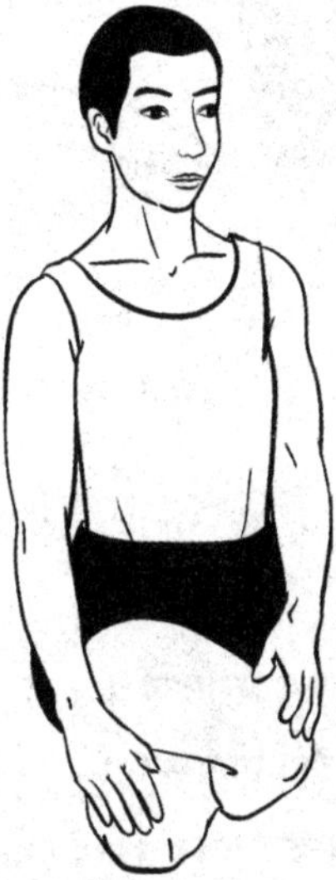

金刚坐变体（危险式）

第 29—30 节

पाण्योस्तलाभ्यामवलम्ब्य भूमिं तत्कूर्परस्थापितनाभिपार्श्वम् ।
उच्चासनो दण्डवदुत्थितः खे मायूरमेतत्प्रवदन्ति पीठम् ।।२९।।
pāṇyostalābhyāmavalambya bhūmiṃ
tatkūrparasthāpitanābhipārśvam /
uccāsano daṇḍavadutthitaḥ khe
māyūrametatpravadanti pīṭham //29//
बहु कदशनभुक्तं भस्म कुर्यादशेषं
जनयति जठराग्निं जारयेत्कालकूटम् ।
हरति सकलरोगानाशु गुल्मज्वरादीन्
भवति विगतदोषं ह्यासनं श्रीमयूरम् ।।३०।।
bahu kadaśanabhuktaṃ bhasma kuryādaśeṣaṃ
janayati jaṭharāgniṃ jārayetkālakūṭam /
harati sakalarogānāśu gulmajvarādīn
bhavati vigatadoṣaṃ hyāsanaṃ śrīmayūram //30//

手掌着地，臂肘置于肚脐两侧，用力撑起身体，使之如木棍一般，横于空中。保持这一姿势。这就是孔雀式。它将腹中积食和不洁之物，乃至致命毒物，彻底清除。能疗诸疾，对体质（道夏）不平衡引发的各类问题，如消化不良、发烧等，尤有速效。

在对孔雀式的描述上，《格兰达本集》与《哈达瑜伽之光》可谓一般无二。格兰达似乎照搬了《格兰达瑜伽之光》中的一些字句。

孔雀式是一种平衡体式。相比之下，《德利湿齐婆罗门奥义书》（*Triśikhibrāhmaṇopaniṣad*）把这一体式的行法介绍得更加清楚。比如，上面的经文只强调身体要“如木棍一般，横于空中”，而《德利湿齐婆罗门奥义书》则对头部和腿部姿态，也做了相应规定。

《哈达珠串》描述了四种不同的孔雀式（Ⅲ / 42—46），分别是：板式孔雀式（daṇḍa mayūra）、侧腿孔雀式（parśva ṃayūra）、婴儿孔雀式（piṇḍa mayūra）以及单腿孔雀式（ekapāda ṃayūra）。

孔雀式的益处似乎被夸大了。但要知道，行此体式时，整个身体的重量都集中在肚脐处，肚脐处的两个手肘承受了最大压力，从而按摩腹腔内的器官，而腹腔内的器官多与消化系统有关。各消化器官因为孔雀式而得到有力按

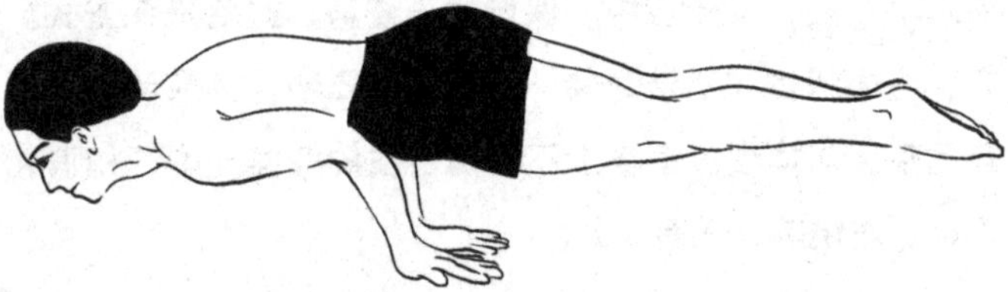

孔雀式

摩，从而提高了消化系统的机能，这样一来，人就不容易患上消化系统疾病。

第31节

पद्मासनं समासाद्य जानूर्वोरन्तरे करौ ।

कूर्पराभ्यां समासीनो उच्चस्थः कुक्कुटासनम् ।।३१।।

padmāsanaṃ samāsādya jānūrvorantare karau /

kūrparābhyāṃ samāsīno uccasthaḥ kukkuṭāsanam //31//

行莲花坐，手臂插入大腿和小腿之间，用手掌撑起身

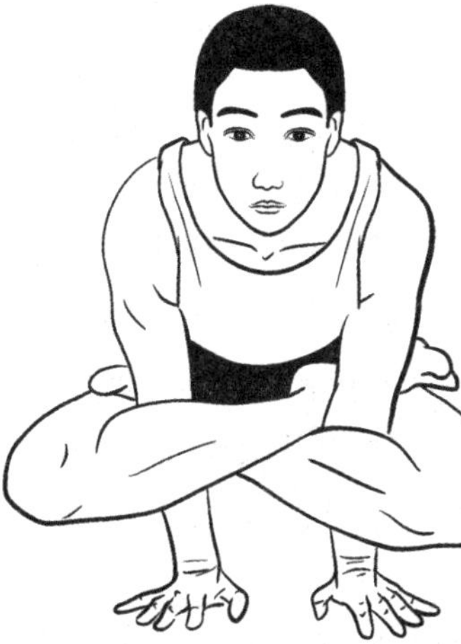

公鸡式

体，以手肘维持平衡。这就是公鸡式。

公鸡式是一种平衡体式。行此体式，整个身体，靠两手支撑，以手掌和臂肘维持平衡。

公鸡式以莲花坐为基础，欲行公鸡式，必先掌握莲花坐。

从实践角度来看，格兰达提供的信息非常重要。因为，身体抬升时，腹肌及腹腔内的脏器必然强烈收缩，从而提高身体机能。

体重过大或肥胖的人，做这个动作会有困难，应格外小心。

第 32 节

गुल्फौ च वृषणस्याधो व्युत्क्रमेण समाहितौ ।

ऋजुकायशिरोग्रीवं कूर्मासनमितीरितम् ।।३२।।

gulphau ca vṛṣaṇasyādho vyutkrameṇa samāhitau /

ṛjukāyaśirogrīvaṃ kūrmāsanamitiritam //32//

脚跟相对，置于臀下。头颈、后背挺直，心意专注。这就是龟式。

从背后看，这个姿势有如龟状，因而得名龟式。

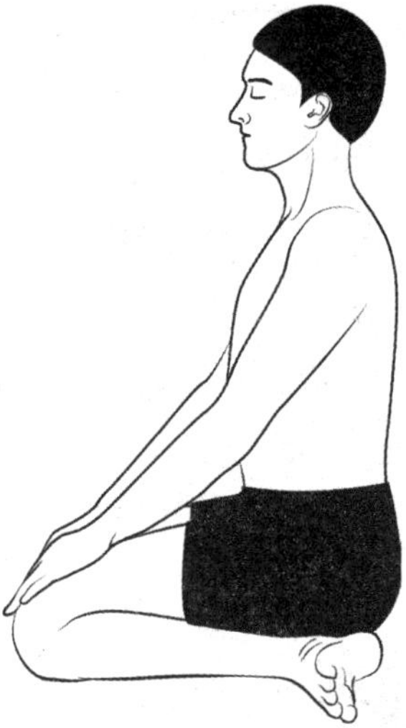

龟式

龟式与金刚坐有相似之处，但对腿部的要求更高，膝盖或脚踝脆弱的人，请勿尝试。即便没有这方面的问题，练习时也要格外小心。

第 33 节

कुक्कुटासनबन्धस्थं कराभ्यां धृतकन्धरम् ।

पीठं कूर्मवदुत्तानमेतदुत्तानकूर्मकम् ।।३३।।

kukkuṭāsanabandhasthaṃ karābhyāṃ dhṛtakandharam /

pīṭhaṃ kūrmavaduttānametaduttānakūrmakam //33//

行龟式。仰卧，双手揽颈。这就是仰龟式。

实际上，仰龟式是高阶龟式。练习这一体式之前，必须充分练习龟式并掌握其技巧。仰龟式的定式，更像一只仰面朝天的青蛙。拿拉央那·蒂勒塔（Nārāyana Tīrtha）之所以在《瑜伽体系之月光》（*Yoga Siddhānta Candrikā*）中将这一体式命名为仰龟式，是因为它是龟式的高阶形式，而不是因为它的样子像乌龟。

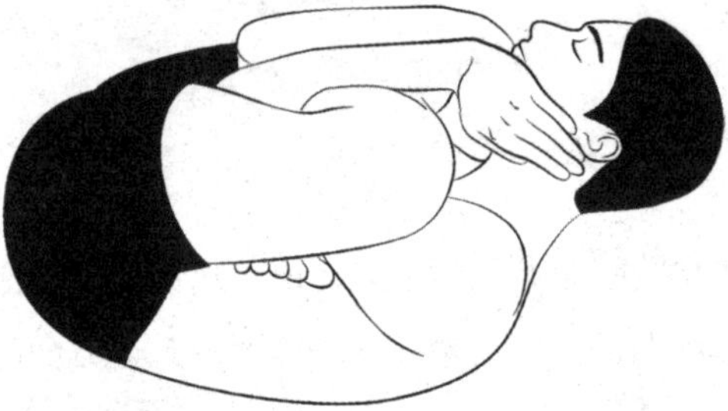

仰龟式

第 34 节

पृष्ठदेशे पादतलावङ्गुष्ठौ द्वौ च संस्पृशेत् ।

जानुयुग्मं पुरस्कृत्य साधयेन्मण्डुकासनम् ।।३४।।

pṛṣṭhadeśe pādatalaṅguṣṭhau dvau ca saṃspṛśet /

jānuyugmaṃ puraskṛtya sādhayenmaṇḍukāsanam //34//

双脚脚底和脚趾向后，脚趾相触，两膝分开。这就是蛙式。

这一体式，看起来就像一只蜷腿的青蛙，因而得名蛙式。

蛙式是高阶金刚坐。它是打开髋关节的最佳体式，因其有益于自然分娩，尤其适合孕妇练习。

我们没有在《哈达瑜伽之光》中找到这一体式。《哈达珠串》（Ⅲ / 55）规定，行此体式，手掌应置于脚背之下。格兰达不曾有此一说。

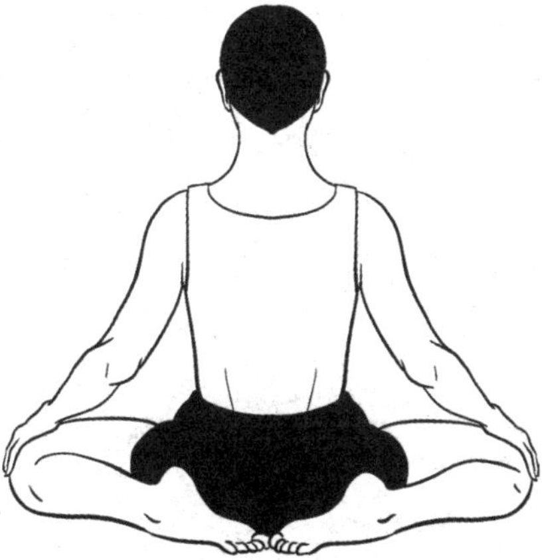

蛙式

这一体位法，可消除腿部问题。

第 35 节

मण्डुकासनमध्यस्थं कूर्पराभ्यां धृतं शिरः ।

एतद्भेकवदुत्तानमेतदुत्तानमण्डुकम् ।।३५।।

maṇḍukāsanamadhyasthaṃ kūrparābhyāṃ dhṛtaṃ śiraḥ /

etadbhekavaduttānametaduttānamaṇḍukam //35//

行蛙式。用手肘将头固定，保持坐姿笔挺。这就是蛙立式。

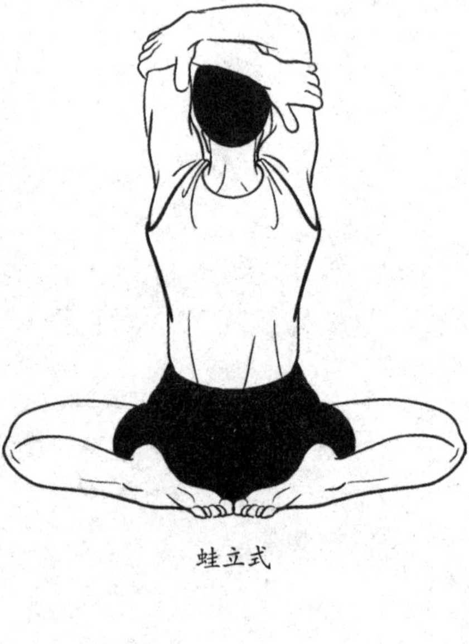

蛙立式

蛙立式是高阶蛙式。行此体式时，肘关节弯曲，双手在脑后交叉，各摸对侧肩胛，即左手摸右肩，右手摸左肩。

蛙立式注重侧拉伸，有助于身体的侧向运动。

第 36 节

वामोरुमूलदेशे च याम्यं पादं निधाय वै ।

तिष्ठेत्तु वृक्षवद्भूमौ वृक्षासनमिदं विदुः ॥३६॥

vāmorumūladeśe ca yāmyaṃ pādaṃ nidhāya vai /

tiṣṭhettu vṛkṣavadbhūmau vṛkṣāsasanamidaṃ viduḥ //36//

单腿（左腿）着地，笔直站立。屈右膝，右脚抵住左胯。这就是树式。

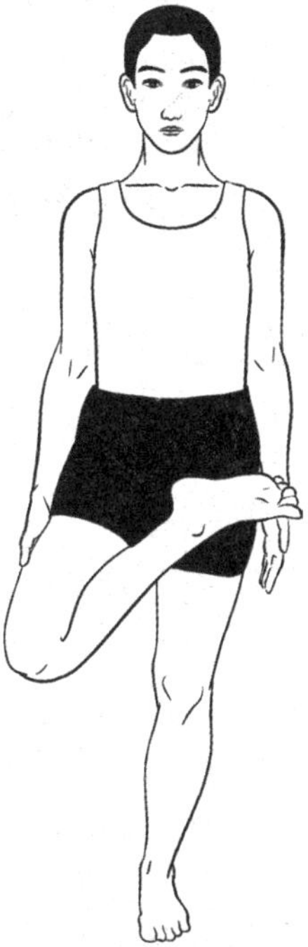

树式

树式是一种站立式平衡体式。经文只讲解了脚部动作，至于手要怎么放，则没有交代。实践中，树式的手部动作，比较流行的有两种：

1. 腿部动作完成后，即行合掌做合十手印（namaskara mudrā）。

2. 腿部动作完成后，双手举过头顶——尽量举高，然后合掌。

闭目练习这个体式是非常困难的。

这一体位法，可改善记忆，消除健忘。

第 37 节

जङ्घोरुभ्यां धरां पीड्य स्थिरकायो द्विजानुना ।

जानूपरि करद्वन्द्व गरुडासनमुच्यते ।।३७।।

jaṅghorubhyāṃ dharāṃ pīḍya sthirakāyo dvijānunā /

jānūpari karadvandvaṃ garuḍāsanamucyate //37//

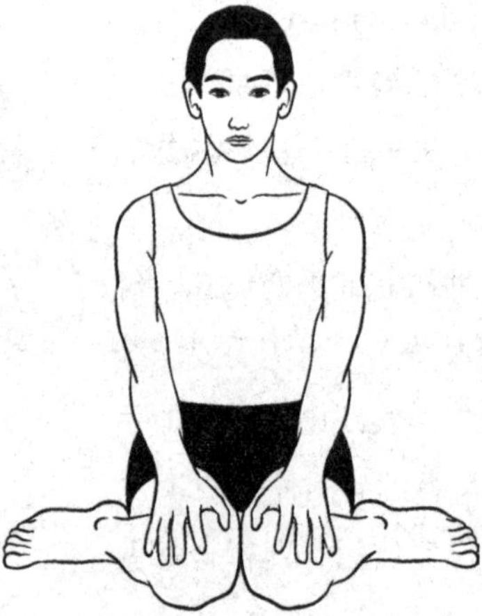

金翅鸟式

按压双膝，使大腿、小腿内侧贴地。坐直，双手抚膝。这就是金翅鸟式。

金翅鸟式是高阶龟式。练习时，须格外小心。有踝、膝问题的人练不了金翅鸟式。

第 38 节

याम्यगुल्फे पायुमूलं वामभागे पदेतरम् ।
विपरीतं स्पृशेद्भूमिं वृषासनमिदं भवेत् ।।३८।।
yāmyagulphe pāyumūlaṃ vāmabhāge padetaram /

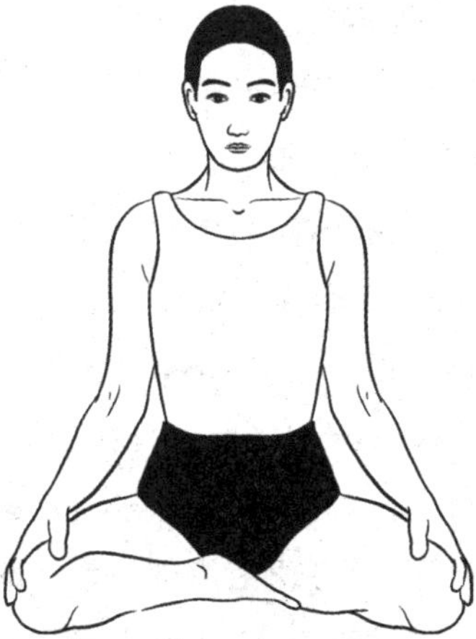

公牛式

viparītaṃ spṛśedbhūmiṃ vṛṣāsanamidaṃ bhavet //38//

（取坐姿。）右脚跟上抵肛门。左腿置于身体左侧，以不同于右腿的方式贴地。这就是公牛式。

公牛式非常接近于英雄式。唯一的区别是：在勇士式中，一条腿的小腿放在另一条腿的大腿上；而公牛式则是，一条腿的脚踝置于臀部下方，另一条腿的小腿置于大腿下方。这一体位法有利于冥想。

第 39 节

अध्यास्य शेते करयुग्मवक्ष
आलम्ब्य भूमिं करयोस्तलाभ्याम् ।
पादौ च शून्ये च वितस्ति चोर्ध्व
वदन्ति पीठं शलभं मुनीन्द्राः ।।३९।।
adhyāsya śete karayugmavakṣa
ālambyabhūmiṃ karayostalābhyām /
pādau ca śūnye ca vitasti cordhvaṃ
vadanti pīṭhaṃ śalabhaṃ munīndrāḥ //39//
俯卧，脸朝下。双手贴近胸部，置于身体两侧。双腿向上抬起（约）十二指（高）。伟大的牟尼称之为蝗虫式。

《格兰达本集》中的蝗虫式与当下流行的所谓蝗虫式大不相同。《格兰达本集》中的蝗虫式和传统蝗虫式只在两点上是一样的：一是俯卧位，二是双腿同时抬起。

两种蝗虫式之间的差异，如下表所示：

传统蝗虫式	《格兰达本集》中的蝗虫式
双手握拳，与身体一同着地	两臂弯曲，两掌与肩齐平，着地
下巴着地	前额着地
尽量抬腿，但要保证大腿上部贴地	双腿抬起，离地十二指

《格兰达本集》中蝗虫式的手部姿势，似乎与眼镜蛇式的手部姿势非常相似。传统的蝗虫式，双手握拳，两臂伸直，置于体侧。而且为方便练习，还建议双手握拳，置于腹股沟下方，以辅助双腿上抬。[1]

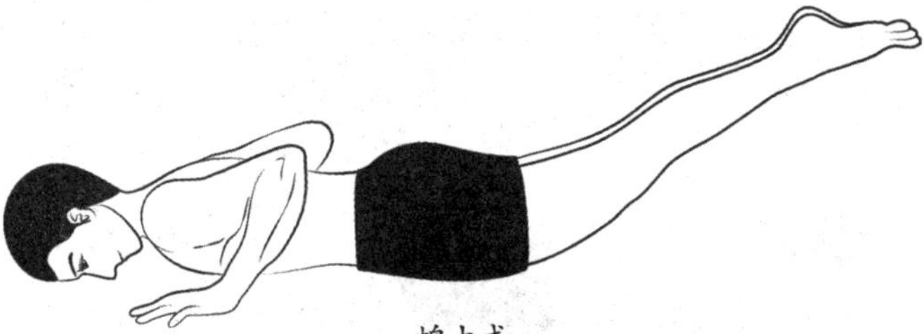

蝗虫式

① 参见 Swami Kuvalayanandaji, *Āsanas*, Pub by Kaivalyadhama, Lonavala。

有医生指出，蝗虫式及其他俯卧体式有助于提高肺脏机能，可有效预防呼吸系统病毒感染。

第40节

अध्यास्य शेते हृदयं निधाय भूमौ च पादौ प्रविसार्यमाणौ ।
शिरश्च धृत्वा करदण्डयुग्मे देहाग्निकारं मकरासनं तत् ।।४०।।
adhyāsya śete hṛdayaṃ nidhāya
bhūmau ca pādau pravisāryamāṇau /
śiraśca dhṛtva karadaṇḍayugme
dehāgnikāraṃ makarāsanaṃ tat //40//

俯卧，胸部着地，双腿张开，双手抱头。这就是海豚式。它增强胃火。

传统上，作为一种放松体式，海豚式很受欢迎，几乎与摊尸式相当。但如果按照经文规定的行法来练习，那么海豚式就不成其为放松式。俯卧，双手抱肩，手肘相叠，

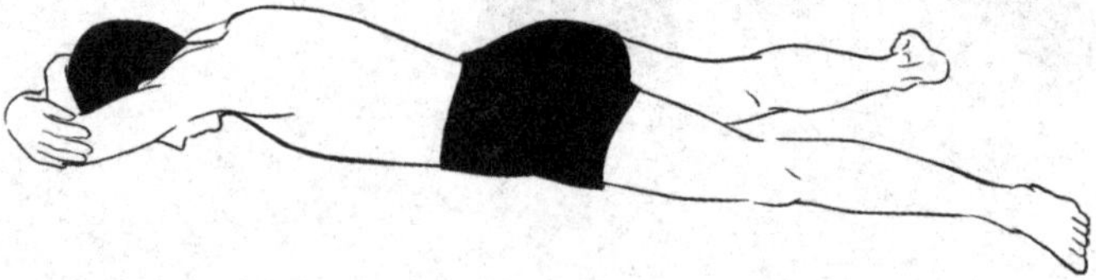

海豚式（蝗虫式变体）

形成三角，头埋入这三角中放松。双腿分开，双脚脚趾指向相反的方向。可以看到，这一体式，胸部微微离地，上半身的重量主要依靠肚脐以下承托。这就意味着练习者的呼吸基本上是胸式的。

若就此而论，这一体式便算不得放松式。然而，为了使这一体式具有放松的效果，我们可以把手掌放在地上，头向右或向左偏。这有助于维持常态呼吸。如此一来，它就成了放松体式。

与蝗虫式一样，海豚式对肺脏机能大有益处。人们认为，这一体位法对哮喘富有疗效。

第41节

अध्यास्य शेते पदयुग्मव्यस्तं
पृष्ठे निधायापि धृतं कराभ्याम् ।
आकुञ्च्य सम्यग्ध्युदरास्यगाढं
औष्ट्रं च पीठं यतयो वदन्ति ।।४१।।

adhyāsya śete padayugmavyastaṃ
pṛṣthe nidhāyāpi dhṛtaṃ karābhyām /
ākuñcya samyagdhyudarāsyagāḍhaṃ
auṣṭraṃ ca pīṭhaṃ yatayo vadanti //41//

俯卧。双腿翘起，交叉。双手抓住双腿。用力收紧腹

部和嘴巴。瑜伽士称之为骆驼式。

骆驼式是一种俯卧位体式。这一体式，既有眼镜蛇式的功用，也为弓式做好准备。俯卧，双腿折叠，交叉，呈剪刀状。然后，左手抓住右脚趾，右手抓住左脚趾。腿部自膝以下，贴向臀部。胸部和头，像蛇式一样抬起，然后尽力收紧脸颊。

很难说清为什么称其为骆驼式。但毫无疑问，这一体位法有助于调理面部肌肉。

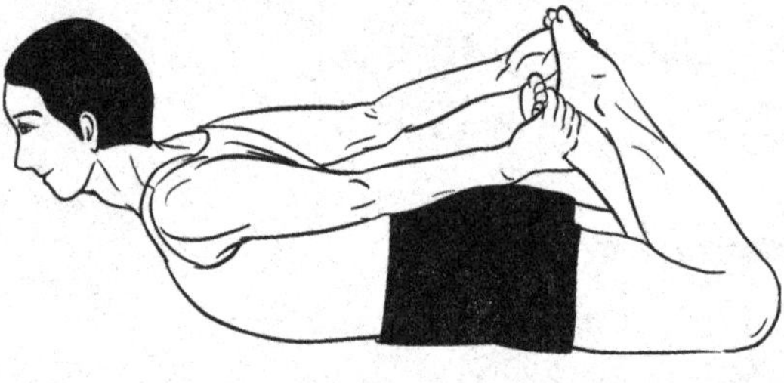

骆驼式

第 42—43 节

अङ्गुष्ठनाभिपर्यन्तमधोभूमौ च विन्यसेत् ।

धरां करतलाभ्यां धृत्वोर्ध्वशीर्षः फणीव हि ।।४२।।

aṅguṣṭhanābhiparyantamadhobhūmanu ca vinyaset /

dharām karatalābhyāṃ dhṛtvordhvaśīrṣaḥ phaṇīva hi //42//

देहाग्निर्वर्धते नित्यं सर्वरोगविनाशनम् ।

जागर्ति भुजगी देवी भुजङ्गासनसाधनात् ।।४३।।

dehāgnirvardhate nityaṃ sarvrogavināśanam /

jāgarti bhujagī devī bhujaṅgāsanasādhanāt //43//

（俯卧，）脚趾到肚脐触地。手掌撑地，支撑起身体。如蛇一般抬头。这就是眼镜蛇式。每日练习，则体火增强，诸疾康愈。它的功效是唤醒昆达里尼。

眼镜蛇式，通过脊柱上部后弯，维持整个脊柱的健康，是同类练习中的上乘。最重要的一点是，行此体式时，肚脐及肚脐以下直至脚趾要保持贴地。

这一体式，对肚脐及肚脐以下身体部位施加了较大压

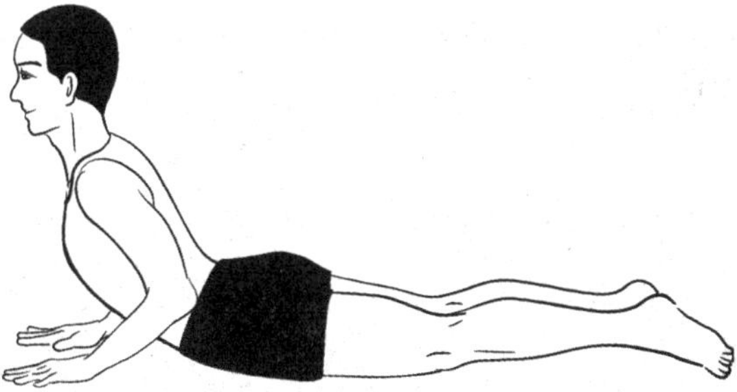

眼镜蛇式

力。而根据《哈达瑜伽之光》（Ⅲ / 113），肚脐附近正是昆达里尼之所在。这可能就是格兰达认为眼镜蛇式能唤醒昆达里尼的原因。

第 44—45 节

उत्तानौ चरणौ कृत्वा संस्थाप्योपरि जानुनोः ।

आसनोपरि संस्थाप्य चोत्तानं करयुग्मकम् ।।४४।।

uttānau caraṇau kṛtvā saṃsthāpyopari jānunoḥ /

āsanopari saṃsthāpya cottānaṃ karayugmakam //44//

पूरकैर्वायुमाकृष्य नासाग्रमवलोकयेत् ।

योगासनं भवेदेतद्योगिनां योगसाधने ।।४५।।

pūrakairvāyumākṛṣya nāsāgramavolokayet /

yogāsanaṃ bhavedetadyogināṃ yogasādhane //45//

盘腿而坐，双脚置于膝上，脚底朝上。双手着地，手心朝上。吸气，凝视鼻尖。这就是瑜伽士式。它给瑜伽士带来成功。

《格兰达本集》中最后一种体式与其他所有体式都不同。在这之前，我们看到，只有至善坐、莲花坐和牧牛式涉及呼吸。现在又多了一种。这最后一种就是瑜伽士式。

这一体式似乎是莲花坐的简化形式。盘腿坐好，脚放在膝盖上。双手摊开，置于两膝外侧。现在，吸气（pūraka）。虽然没有提到呼气（recaka），但可以推断，吸气之后肯定要呼气。重要的是，吸气和呼气都要用双侧鼻腔。pūraka 一词的使用，表明吸气和呼气都应该受到控制。这一体式可作为调息修习的起步练习。须凝视鼻尖。

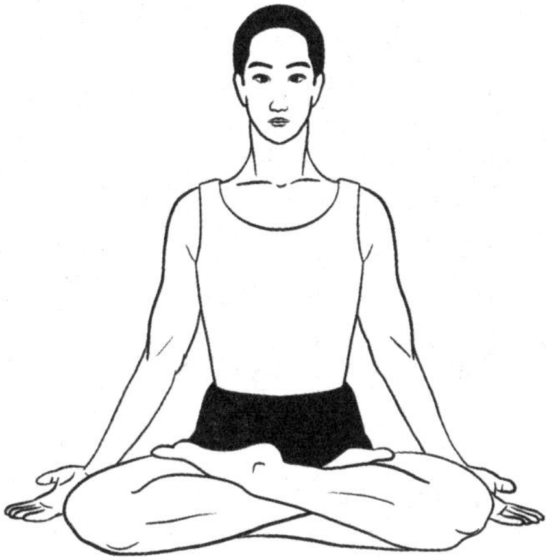

瑜伽士式

इति श्रीघेरण्डसंहितायां आसनप्रयोगो नाम द्वितीयोपदेशः ।

iti śrī gheraṇḍasaṃhitāyāṃ āsanaprayogo nāma dvitīyopadeśaḥ /

《格兰达本集》第二章就此结束。

第三章 Part Ⅲ

身印法

तृतीयोपदेशः

Tṛtīyopadeśaḥ

现在进入第三章。

第 1—3 节

महामुद्रा नभोमुद्रा उड्डीयानं जलन्धरम् ।
मूलबन्धो महाबन्धो महावेधश्च खेचरी ।।१।।

mahāmudrā nabhomudrā uḍḍīyānaṃ jalandharam /
mūlabandho mahābandho mahāvedhaśca khecarī //1//

विपरीतकरी योनिर्वज्रोली शक्तिचालनी ।
ताडागी माण्डुकी मुद्रा शांभवी पञ्चधारणा ।।२।।

viparītakarī yonirvajrolī śakticālanī /
tāḍāgī māṇḍukīmudrā śāṃbhavī pañcadhāraṇā //2//

अश्विनी पाशिनी काकी मातङ्गी च भुजङ्गिनी ।
पञ्चविंशतिमुद्राश्च सिद्धिदा इह योगिनाम् ।।३।।

aśvinī pāśinī kākī mātaṅgī ca bhujaṅginī /
pañcaviṃśatimudrāśca siddhidā iha yoginām //3//

世间身印凡二十五种，修习身印者，可获大成就。其名曰：大身印（大契合法）、虚空身印、脐锁印（收腹收束法）、喉锁印（收颔收束法）、根锁印（会阴收束法）、大锁印（大收束法）、大穿透印（大击印）、逆舌身印（明空身印）、逆作身印（倒箭式身印）、母胎身印（胎藏身印）、金刚力身印、萨克提提升印、腹贴脊身印、蛙鸣身印、

希瓦身印、五身印（五元素专注法）、提肛身印（马印）、套索身印、鸟啄身印、大象身印、蛇饮身印。

身印法（mudrā）构成了哈达瑜伽重要的一支。根据《哈达瑜伽之光》，身印法是瑜伽实践八支系列中的第三支。通过对身印行法的分析，我们发现，实践身印法，须运用体位法和住气法。这可能就是身印法被视为哈达瑜伽第三支的原因（《哈达瑜伽之光》Ⅰ / 56）。在讲解了清洁法和体位法之后，《格兰达本集》第三章讨论身印法，第五章讨论调息法。应该说，格兰达在讲授格达瑜伽时，并不注重实践的次第。

《哈达瑜伽之光》中清楚写道，身印法实践的主要目标是唤醒昆达里尼。但《格兰达本集》在讨论身印法之初，却未曾有此明确声明。格兰达只是说这些身印带来瑜伽成就（Ⅲ / 3）。据格兰达说，修成格达瑜伽的前提，是达至独存。而身印法作为格达瑜伽实践中重要的一支，正有助于达至独存。

关于身印的数量，并没有一致意见。在不同的瑜伽文本中，身印的数量也不同。关于这方面，有三个重要观点：

第一，有一组哈达瑜伽文本，认为身印有十种，包括《哈达瑜伽之光》《哈达珠串》《希瓦本集》。这些文本，所谓的十种身印分别是：大身印（大契合法）、大锁印（大收束法）、大穿透印（大击印）、逆作身印（倒箭式身印）、喉锁印（收颔收束法）、脐锁印（收腹收束法）、逆舌身印（明空身印）、根锁印（会阴收束法）、金刚力身印、萨克提提升印。

第二，《牧牛尊者百论》也讲身印，但它没有把身印法视为哈达瑜伽的一支。不过，为了唤醒昆达里尼，它讨论了五种重要身印：大身印、脐锁印、逆舌身印、喉锁印、根锁印。关于这个文本中的身印法，还有一点也很重要，值得一说：作为六支瑜伽中第三支的制感法，是以逆作身印来阐释的。如此说来，这一文本中就有六种身印。

第三，格兰达的观点与众不同，他讨论的身印多达 25 种。从获得瑜伽成就的角度看，实践这些身印的好处是很大的。在这 25 个身印中，我们发现了身印、（《牧牛尊者百论》的）制感和（《牧牛尊者百论》的）专注的独特结合。所有这些都被视为身印。《牧牛尊者百论》第四支即专注法项下的五种专注法，在《格兰达本集》中，都算作身印法。

第 4—6 节

पायुमूलं वामगुल्फे संपीड्य दृढयत्नतः ।

याम्यपादं प्रसार्याथ करोपात्तपदाङ्गुलिः ।।४।।

pāyumūlaṃ vāmagulphe saṃpīḍya dṛḍhayatnataḥ /

yāmyapādaṃ prasāryātha karopāttapadāṅguliḥ //4//

कण्ठसंकोचनं कृत्वा भ्रुवोर्मध्यं निरीक्षयेत् ।

पूरकैर्वायुं संपूर्य महामुद्रा निगद्यते ।।५।।

kaṇṭhasaṃkocanam kṛtvā bhruvormadhyaṃ nirīkṣayet /

pūrakairvāyuṃ saṃpūrya mahāmudrā nigadyate //5//

वलितं पलितं चैव जरा मृत्युं निवारयेत् ।

क्षयकासं उदावर्तप्लीहाजीर्णज्वरं तथा ।

नाशयेत्सर्वरोगांश्च महामुद्राप्रसाधनात् ।।६।।

valitaṃ palitaṃ caiva jarā mṛtyuṃ nivārayet /

kṣayakāsaṃ udāvartaplīhājīrṇajvaraṃ tathā /

nāśayetsarvarogāṃśca mahāmudrāprasādhanāt //6//

左脚跟用力抵压肛门底，右腿伸直向前，双手抓住右脚脚趾，吸气，收缩喉咙（收颔收束），凝视眉心。这就是大身印。大身印对抗皱纹、白发、衰老，甚至死亡；治疗结核病、咳嗽、腹部疾病、脾脏问题、消化不良、发烧。（实践大身印）可消除多种疾病。

讨论哈达瑜伽身印法时，经常提到两个身体部位，它们一是会阴（yoni, dehamadhya），一是肛门（gudā）或肛门底（pāyu, pāyu mūla）。《瓦希斯塔本集》认为，会阴是身体的中心，肛门底是肛门的口或曰肛门的门。《瓦希斯塔本集》在谈到身体穴位（marmasthāna）时，谈到了这两个部位，认为它们是身体的能量点。在该文本中，瓦希斯塔还提到了这两者之间的距离。根据他的说法，会阴和肛门底之间的距离为 2.5 指。这就意味着，如果脚跟抵在会阴或肛门处，压力将（同时）施加在这两处。瑜伽文本有时说抵压肛门底，有时说抵压会阴，实际上是一回事，效果相同。《哈达瑜伽之光》（Ⅲ / 10）规定，行大身印时，要用脚跟抵压会阴。

《哈达瑜伽之光》与《格兰达本集》对大身印描述的异同详见下表：

	《哈达瑜伽之光》	《格兰达本集》
1	做收颔收束法	无此规定
2	生命气向上提升，做会阴收束法	无此规定
3	对吸气无要求	对吸气有要求
4	对呼气有要求	对呼气无要求
5	提及昆达里尼	未提及昆达里尼
6	可消除顽疾，如肺病、皮肤病、腹部疾病、消化不良等；甚至能使毒药变甘露	可消除多种疾病，如肺病、咳嗽、腹部疾病、发热等；还能对抗皱纹、白发、衰老，甚至死亡
7	双腿轮流进行	无此规定

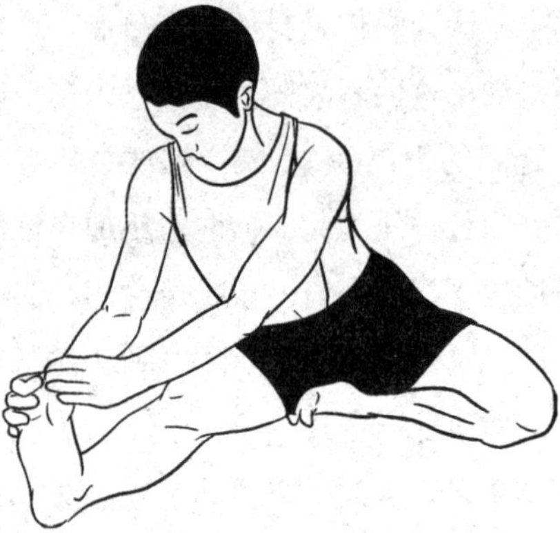

大身印

为了充分理解大身印的行法，上面两本书都是必需的。而这两本书都明确说，实践大身印，既要行体位法，又要行住气法以及与住气相关的其他功法。

这两个文本介绍了大身印的治疗用途。从身体疗愈的角度看，在所有身印中，大身印尤为重要。

《哈达瑜伽之光》说，行大身印时，昆达里尼会“僵住”，这个信息很重要。但《格兰达本集》却没有这样说。

第7节

यत्र यत्र स्थितो योगी सर्वकार्येषु सर्वदा

ऊर्ध्वजिह्वः स्थिरो भूत्वा धारयेत्पवनं सदा ।

नभोमुद्रा भवेदेषा योगिनां रोगनाशिनी ।।७।।

yatra yatra sthito yogī sarvakāryeṣu sarvadā /

ūrdhvajihvaḥ sthiro bhūtvā dhārayetpavanaṃ sadā /

nabhomudrā bhavedeṣā yogināṃ roganāśinī //7//

瑜伽士无论在哪里，从事何种工作，都要始终以舌抵腭，始终保持瓦予（住气）。这就是虚空身印。它是疾病的克星。

虚空身印（nabho mudrā）是25种身印之一。行此身印，须要住气。一般而言，在吸气后、住气中，即，吸气后不久，要做“以舌抵腭，保持瓦予”的动作，而且必须做喉锁。

此身印可视为逆舌身印的前奏。逆舌身印非常复杂，相比之下，虚空身印则非常简单，易于上手。

这一身印是所有疾病的克星。

第8—9节

उदरे पश्चिमं तानं नाभेरूर्ध्वं तु कारयेत् ।

उड्डीनं कुरूते यस्मादविश्रान्तं महाखगः ।

उड्डीयानं त्वसौ बन्धो मृत्युमातंगकेसरी ।।८।।

udare paścimaṃ tānaṃ nābherūrdhvaṃ tu kārayet /

uḍḍīnaṃ kurute yasmādaviśrāntaṃ mahākhagaḥ /

uḍḍīyānaṃ tvasau bandho mṛtyumātaṃgakesarī //8//

समग्राद्बन्धनाद्ध्येतदुड्डीयानं विशिष्यते ।

उड्डीयने समभ्यस्ते मुक्तिः स्वाभाविकी भवेत् ।।९।।

samagrādbanāddhyetaduḍḍīyānaṃ viśiṣyate /

uḍḍīyane samabhyate muktiḥ svābhāvikī bhavet //9//

吸腹：腹部（肚脐以上），向后贴，往上提。于是大鸟腾空，生命气涌入中脉。这就是脐锁印（扬升锁印）。雄狮征服大象，这一锁印征服死亡。在所有锁印中，脐锁印是最好的。善为脐锁印，则自由垂手可得。

从第 8 节开始到第 13 节，格兰达介绍了哈达瑜伽中非常流行的三种锁印，即脐锁印（收腹收束法）、喉锁印（收颔收束法）和根锁印（会阴收束法）。在《格兰达本集》中，这三种锁印均列入身印项下。

这三种收束法统称“三锁印”（tribandha）。它们都是调息法，特别是住气法的重要内容。如果修习者想通过调息法 / 住气法获致精神的发展，那么，他在住气练习中，定要用到这三种锁印。

如果修习者决定练习调息，那么在一开始，甚至在吸气练习前，他就必须做根锁印，并且一直坚持。只要练习住气，无论是 15 轮还是 30 轮，都必须一直做根锁印，直到住气练习完成。不到最后一轮住气后的呼气完成，根锁不可松解。

脐锁印和喉锁印都行于吸气后，也就是住气之始，并且要在呼气开始时松解。脐锁印与喉锁印并行时，首先松解脐锁，而后松解喉锁。

这里，我们首先讨论脐锁印。脐锁印有两种行法：

其一，呼气后行脐锁印。通常在瑙力之前和充分呼气后行脐锁印。然后，保持气在体外（即体外住气），横膈膜上抬，吸腹，这就是一般意义上的脐锁印。但是，在练习调息或住气时，这样的脐锁印不适用。这种脐锁印只是

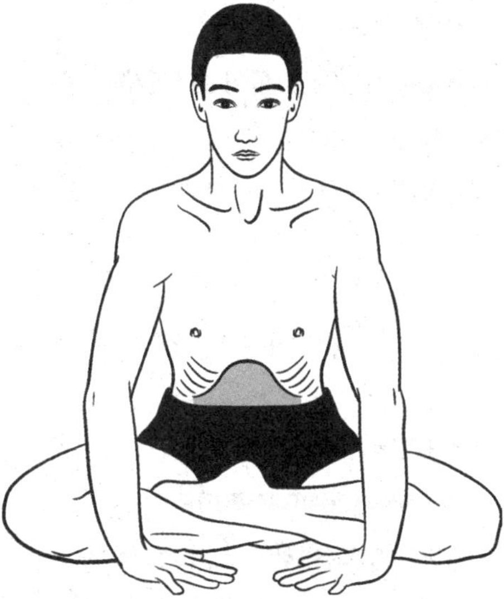

脐锁印（扬升锁印、收腹收束法）

瑙力的重要内容，而不是调息的重要内容。欲行瑙力，必行此脐锁印。

其二，吸气后行脐锁印。此行法用于调息 / 住气实践，吸气后才做（Ⅴ / 49）。行此脐锁印时，沉睡的昆达里尼被唤醒，涌出中脉之门，生命气自然流入中脉。

同《哈达瑜伽之光》一样，格兰达也谈到了脐锁印的四个重要方面：

1. 行脐锁印的一个结果是，“大鸟”腾空，生命气涌入中脉（《格兰达本集》Ⅲ / 8；《哈达瑜伽之光》Ⅲ / 59）。

2. 雄狮征服大象，脐锁印征服死亡（《格兰达本集》Ⅲ / 8；《哈达瑜伽之光》Ⅲ / 6）。

3. 脐锁印是所有锁印中最好的（《格兰达本集》Ⅲ / 9；《哈达瑜伽之光》Ⅲ / 60）。

4. 善为脐锁印，则自由垂手可得（《格兰达本集》Ⅲ / 9；《哈达瑜伽之光》Ⅲ / 60）。

第 10—11 节

कण्ठसंकोचनं कृत्वा चिबुकं हृदये न्यसेत् ।
जालन्धरे कृते बन्धे षोडशाधारबन्धनम् ।
जालन्धरमहामुद्रा मृत्योश्च क्षयकारिणी ।।१०।।

kaṇṭhasṃkocanaṃ kṛtvā cibukaṃ hṛdaye nyaset /

jālandhare kṛte bandhe ṣoḍaśādhārabandhanam /

jālandharamahāmudrā mṛtyośca kṣayakārinī //10//

सिद्धो जालन्धरो बन्धो योगिनां सिद्धिदायकः ।

षण्मासमभ्यसेद्यो हि स सिद्धो नात्र संशयः ।।११।।

siddho jālandharo bandho yogināṃ siddhidāyakaḥ /

ṣaṇmāsamabhyasedyo hi sa siddho nātra saṃśayaḥ //11//

收紧喉咙，下巴抵住喉结，十六个基质因此得被约束。这就是喉锁印。这一身印也可征服死亡。喉锁印使瑜伽士获得成就。实践此法，达六个月，定能获得成就。这毋庸置疑。

在这两节中，格兰达讨论了喉锁印。“喉锁印即是控水之法。”这里的“水”很特别。人们认为，月亮位于鼻咽腔顶部，不断分泌甘露（水）。而通常情况下，这些甘露会被位于肚脐处的太阳统统蒸发掉（《哈达瑜伽之光》Ⅲ / 72）。正因如此，甘露于身体并无帮助。行喉锁印，实际上就是把甘露托住，只许上，不许下，这样它就不会被蒸发掉。如此一来，身体才能真正得着甘露的滋养。

与《哈达瑜伽之光》类似，格兰达也认为喉锁印可以封住16个基质的原动力。这16个基质见于牧牛尊者的《完美教义手册》（*Siddha Siddhānta Paddhati*）。冥想时，行喉锁印，这16个基质因为专注而得到刺激（，从而被强化）。

喉锁印对于住气非常重要，不行喉锁印就不得行住气法。

据格兰达说，喉锁印可在6个月内给瑜伽士带来成就。

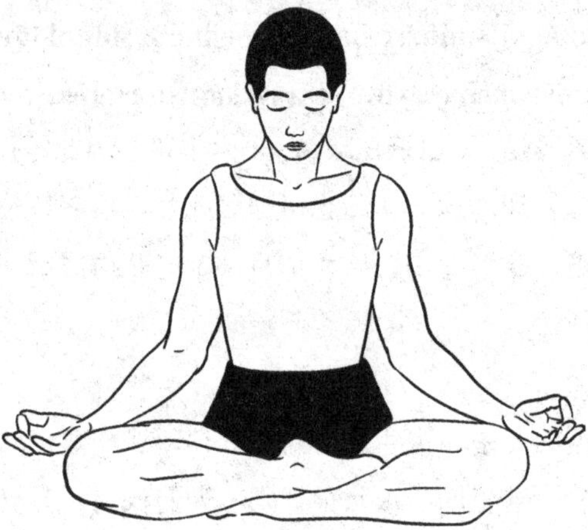

喉锁印（收颔收束法）

第12—13节

पार्ष्णिना वामपादस्य योनिमाकुञ्चयेत्ततः ।

नाभिग्रन्थिं मेरुदण्डे सुधीः संपीड्य यत्नतः ।।१२।।

pārṣṇinā vāmapādasya yonimākuñcayettataḥ /

nābhigranthiṃ merudaṇḍe sudhīḥ saṃpīḍya yatnataḥ //12//

मेढ्रं दक्षिणगुल्फेन दृढबन्धं समाचरेत् ।

जराविनाशिनी मुद्रा मूलबन्धो निगद्यते ।।१३।।

meḍhraṃ dakṣiṇagulphena dṛḍhabandhaṃ samācaret /

jarāvināśinī mudrā mūlabandho nigadyate //13//

左脚跟抵压会阴，收缩会阴。肚脐用力，往后贴向脊柱。右脚跟下抵阴茎（根部）。这就是根锁印。根锁印能对抗衰老与死亡。

格兰达基本上是用至善坐的行法来介绍根锁印的行法。当然，他也提到了根锁印的独特之处。

据格兰达说，行根锁印期间，肚脐要贴近脊柱。这一指导很重要，因为当我们努力使肚脐贴向脊柱的时候，会发现肛门和会阴区域同时受到了向上的牵拉。这是《格兰达本集》所特有的，《哈达瑜伽之光》没有谈到这一点。

实际上，行根锁印时，因为肚脐贴向脊柱，肛门收缩，整个骨盆区上提，这一区域的所有器官都得到了很好的按摩，功能得以增强。

这一锁印能对抗衰老，使人永葆青春。

第 14—16 节

वामपादस्य गुल्फेन पायुमूलं निरोधयेत् ।

दक्षपादेन तद् गुल्फं संपीड्य यत्नतः सुधीः ।।१४।।

vāmapādasya gulphena pūyumūlaṃ nirodhayet /

dakṣapādena tad gulphaṃ saṃpīḍya yatnataḥ sudhīḥ //14//

शनकैश्चालयेत्पार्ष्णिं योनिमाकुञ्चयेच्छनैः ।

जालन्धरे धरेत्प्राणं महाबन्धो निगद्यते ।।१५।।

śanakaiścālayetpārṣṇiṃ yonimākuñcayecchanaiḥ /

jālandhare dharetprāṇaṃ mahābandho nigadyate //15//

महाबन्धः परो बन्धो जरामरणनाशनः ।

प्रसादादस्य बन्धस्य साधयेत्सर्ववाञ्छितम् ।।१६।।

mahābandhaḥ paro bandho jarāmaraṇanāśanḥ /

prasādādasya bandhasya sādhayetsarvavāñchitam //16//

左脚跟封住肛门，右脚跟用力抵压左脚跟。缓慢移动脚跟，轻轻收缩会阴，行喉锁印以住气。这就是大锁印。

大锁印是衰老与死亡的克星，是当行出色的锁印。行大锁印者，凡有所愿，必偿其愿。

大锁印也是25种身印中的一种。第14节经文中的脚部姿势，与解脱坐中的脚部姿式大体相当。除脚部姿势外，格兰达还对大锁印做了其他规定：

1. 慢慢移动脚跟，使之上抵会阴。

2. 收缩会阴。

3. 吸气后，要结合逆舌身印一起住气。

所有这些结合在一起就是大锁印。大锁印，使人远离衰老和死亡，满足人的所有愿望。这里的“愿望”专指获得瑜伽成就的愿望。

第 17—20 节

रूपयौवनलावण्यं नारीणां पुरूषं विना ।

मूलबन्धमहाबन्धौ महावेधं विना तथा ।।१७।।

rūpayauvanalāvaṇyaṃ nārīṇaṃ puruṣaṃ vinā /

mūlabandhamahābandhau mahāvedhaṃ vinā tathā //17//

महाबन्धं समासाद्य चरेदुड्डानकुम्भकम् ।

महावेधः समाख्यातो योगिनां सिद्धिदायकः ।।१८।।

mahābandhaṃ samāsādya careduḍḍānakumbhakam /

mahāvedhaḥ samākhyāto yoginām siddhidāyakaḥ //18//

महाबन्धमूलबन्धौ महावेधसमन्वितौ ।

प्रत्यहं कुरुते यस्तु स योगी योगवित्तमः ।।१९।।

mahābandhamūlabandhau mahāvedhasamanvitau /

pratyahaṃ kurute yastu sa yogī yogavittamaḥ //19//

न मृत्युतो भयं तस्य न जरा तस्य विद्यते ।

गोपनीयः प्रयत्नेन वेधोऽयं योगिपुंगवैः ।।२०।।

na marṭyuto bhayaṃ tasya na jarā tasya vidyate /

gopanīyaḥ prayatnena vedho'yaṃ yogipuṃgavaiḥ //20//

若没有男性，（女性的）年轻貌美（便形同虚设）；

若没有大穿透印，根锁印和大锁印（便无从施展）。行大锁印，做上行气住气，即用脐锁印住气。这就是大穿透印。它赐予成功。每日修习大锁印、根锁印和大穿透印，这样的瑜伽士是最好的。（修习大穿透印的人，）不恐惧死亡，永不变老。最好的瑜伽士当奋力保守（大穿透印的）秘密。

大穿透印是哈达瑜伽的重要身印之一。有趣的是，论述大穿透印的第 17 节经文的前两句，与《哈达瑜伽之光》（Ⅲ / 25）几乎相同。但也有些非常重要的区别，体现在三种实践法上。

三种公认的实践法——大身印、大锁印和大穿透印，是互为补充的三种实践。斯瓦特玛拉摩明确宣称，若无大穿透印相辅，则大身印和大锁印的妙用便落不到实处。

格兰达也有三种实践法之说，只是略有不同。他用根锁印替代大身印，另外两个身印则与《哈达瑜伽之光》相同。

大穿透印的行法也有不同。《哈达瑜伽之光》的要求是，手掌放在身体两侧，撑地；臀部抬高，离地，再落回地面。《格兰达本集》则另有一说。它没说要抬臀，但要求行大锁印和脐锁印以住气。

《哈达瑜伽之光》（Ⅲ / 28—31）极言大穿透印的妙用，而格兰达只说它对抗衰老和死亡。

第 21 节

जिह्वाधो नाडीं संछित्य रसनां चालयेत्सदा ।

दोहयेन्नवनीतेन लौहयन्त्रेण कर्षयेत् ।।२१।।

jihvādho nāḍiṃ saṃchitya rasanāṃ cālayetsadā /

dohayennavanītena lauhayantreṇa karṣayet //21//

割破舌系带，不断活动舌头。涂上黄油，用钳子牵拉舌头。

第 22 节

एवं नित्यं समभ्यासाल्लम्बिका दीर्घतां व्रजेत् ।

यावद् गच्छेद्भ्रुवोर्मध्ये तदा सिध्यति खेचरी ।।२२।।

evaṃ nityaṃ samabhyāsāllambikā dīrghatāṃ vrajet /

yāvad gacchedbhruvormadhye tadā siddhyati khecarī //22//

日行此法，舌头自会变长。舌头触到眉心时，逆舌身印告成。

第 23 节

रसनां तालुमूले तु शनैः शनैः प्रवेशयेत् ।

कपालकुहरे जिह्वा प्रविष्टा विपरीतगा ।

भ्रूवोर्मध्ये गता दृष्टिर्मुद्रा भवति खेचरी ।।२३।।

rasanāṃ tālumūle tu śanaiḥ sanaiḥ praveśayet /

kapālakuhare jihvā praviṣṭā viparitagā /

bhruvormadhye gatā dṛṣṭirmudrā bhavati khecarī //23//

舌头沿腭缓慢伸向口腔深处。舌头后卷，凝视眉心。这就是逆舌身印。

第 24 节

न च मूर्च्छा क्षुधा तृष्णा नैवालस्यं प्रजायते ।

न च रोगो जरा मृत्युर्देवदेहः स जायते ।।२४।।

na ca mūrcchā kṣudhā tṛṣṇā naivālasyaṃ prajāyate /

na ca rogo jarā mṛtyurdevadehaḥ sa jāyate //24//

（由于成就了逆舌身印，）昏迷、饥饿、口渴、懒惰不会发生，疾病、衰老、死亡不会来临。修习逆舌身印者，如有神躯。

第 25 节

नाग्निना दह्यते गात्रं न शोषयति मारुतः ।

न देहं क्लेदयन्त्यापो दशेन्न च भुजङ्गमः ।।२५।।

nāgninā dahyate gātraṃ na śoṣayati mārutaḥ /

na dehaṃ kledayantyāpo daśenna ca bhujaṅgamaḥ //25//

由于成就了逆舌身印，瑜伽士的身体，火不能烧，风不能涸，水不能湿，蛇不能咬。

第 26 节

लावण्यं च भवेद् गात्रे समाधिर्जायते ध्रुवम् ।
कपालवक्त्रसंयोगे रसना रसमाप्नुयात् ।।२६।।

lāvaṇyaṃ ca bhaved gātre samādhirjāyate dhruvam /
kapālavaktrasaṃyoge rasanā rasamāpnuyāt //26//

修习逆舌身印者，身体俊美，成就三摩地。舌头因与腭交接，而生出种种滋味。

第 27 节

नानारससमुद्भूतमानन्दं च दिने दिने ।
आदौ च लवणं क्षारं ततस्तिक्तकषायकम् ।।२७।।

nānārasasamudbhūtamānandaṃ ca dine dine /
ādau ca lavaṇaṃ kṣāraṃ tatastiktakaṣāyakam //27//

每天都会生出诸样味道，快乐亦随之而来。开始时味道是咸的、酸的，然后则是苦的、涩的。

第28节

नवनीत घृतं क्षीरं दधितक्रमधूनि च ।

द्राक्षारसं च पीयूषं जायते रसनोदकम् ।।२८।।

navanītaṃ ghṛtaṃ kṣīraṃ dadhitakramadhūni ca /

drākṣārasaṃ ca pīyūṣaṃ jāyate rasanodakam //28//

再然后，味道则如黄油、酥油、牛奶、凝乳。最后则是甘露的味道，如天界圣水滴落舌尖。

以上这八节经文介绍了逆舌身印。在第一章（Ⅰ/30—31）有关舌头的清洁法经文中，格兰达牟尼已经给出了一些实践方法，可视为逆舌身印的预备。

《哈达瑜伽之光》和《格兰达本集》这两个文本，都规定了卷舌抵触的部位，但用的不是同一个词。不过，虽然用的词不同，但二者都认为舌头要抵着腭的后部（Ⅲ/23）。

斯瓦特玛拉摩的切割舌系带和涂黄油的方法与格兰达相同。不同的是，切开系带后，《哈达瑜伽之光》要求使用岩盐，而《格兰达本集》则无此要求。

为了拉长舌头，《格兰达本集》中有两个重要的说明：

1. 涂抹黄油（Ⅲ/21）

2. 用钳子牵拉舌头（Ⅲ/21）

而《哈达瑜伽之光》则无此说明。

《格兰达本集》描述了从腭上渗出的种种味道：咸味、酸味、苦味、涩味、黄油味、酥油味、牛奶味、凝乳味，以至甘露的味道。

逆舌身印可带来种种好处：

1. 不丧失意识
2. 不饿
3. 不渴
4. 不懒
5. 无疾
6. 不老
7. 不死
8. 获得神躯
9. 火不能烧
10. 风不能涸
11. 水不能湿
12. 蛇不能咬
13. 身体俊美
14. 成就三摩地

第 29 节

नाभिमूले वसेत्सूर्यस्तालुमूले च चन्द्रमाः ।

अमृतं ग्रसते सूर्यस्ततो मृत्युवशो नरः ।।२९।।

nābhimūle vasetsūryastālumūle ca candramāḥ /

amṛtaṃ graste sūryastato mṛtyuvaśo naraḥ //29//

太阳位于肚脐根部，月亮位于腭的根部。太阳吞下（月亮上流出的）水（甘露），因此，人皆难逃一死。

第 30 节

ऊर्ध्वं च योजयेत्सूर्यं चन्द्रं चाप्यध आनयेत् ।

विपरीतकरी मुद्रा सर्वतन्त्रेषु गोपिता ।।३०।।

ūrdhvaṃ ca yojayetsūryaṃ candraṃ cāpyadha ānayet /

viparītakarī mudrā sarvatantreṣu gopitā //30//

太阳向上，月亮向下。这就是逆作身印。它潜藏在经典中，秘而不宣。

第 31 节

भूमौ शिरश्च संस्थाप्य करयुग्मं समाहितः ।

ऊर्ध्वपादः स्थिरो भूत्वा विपरीतकरी मता ।।३१।।

bhūmau śiraśca samsthāpya karayugmaṃ samāhitaḥ /

ūrdhvapādaḥ sthiro bhūtvā viparītakarī matā //31//

（仰卧，）头手着地，双脚上抬。心意专注，保持平衡。

这就是逆作身印。

第 32 节

मुद्रां च साधयेन्नित्यं जरां मृत्युं च नाशयेत् ।

स सिद्धः सर्वलोकेषु प्रलयेऽपि न सीदति ।।३२।।

mudrāṃ ca sādhayennityaṃ jarāṃ mṛtyuṃ ca nāśayet /

sa siddhaḥ sarvalokeṣu pralaye'pi na sīdati //32//

行此身印者，免除或延迟衰老与死亡。他的瑜伽成就，世所公认。哪怕（宇宙）毁灭，他亦能保全自身。

在现时代，逆作身印是一个非常普遍的体式。“逆作”义为“反着做”。头在下，脚在上，故称逆作身印。但许多瑜伽文本并不认为它是一种体位。《牧牛尊者百论》提到了这一行法，但尊者认为，这是一种制感，而非体位。有趣的是，牧牛尊者阐释逆作身印时所用的制感的概念，与帕坦伽利的制感概念完全不同。人们往往抱怨尊者，称他在论说哈达瑜伽各支时，用了帕坦伽利阿斯汤迦瑜伽的术语。然而，用词虽则相同，含义却不同。实际上，尊者在将这些术语引入哈达瑜伽中时，进行了重新界定。所以，我们不能被术语牵着走。

在帕坦伽利瑜伽中，制感（pratyāhāra）一词甚是常见，而帕坦伽利赋予它的含义也被广泛接受。这个词的一般含义是，把感觉器官从它们各自的对象中摄回。这样看来，逆作身印可以称为制感。

牧牛尊者把位于头部的月亮和位于肚脐处的太阳，与逆作身印联系在一起。月亮不断渗出甘露，这些甘露承重力而下，恰被肚脐处的太阳烧除，因此不能为身体所用。如果能以某种方式，使太阳升起，月亮落下，那么，从月亮上渗出的甘露就不会被太阳蒸发掉，从而保留下来，以为滋养身心之用。这一方式唤作逆作身印。

逆作身印有如下功效：

1. 免除或延迟衰老与死亡。

2. 取得三界公认的瑜伽成就。

3. 哪怕宇宙毁灭，行者亦能保全自身。

4. 每日修习，可增强胃火（引《哈达瑜伽之光》）。

根据《哈达瑜伽之光》，练习逆作身印时要注意：

1. 第一天练习，时间要短（《哈达瑜伽之光》Ⅲ / 81）。

2. 逐渐增加练习时间（《哈达瑜伽之光》Ⅲ / 82）。

3. 有能力练习三个小时的，可成就不死之身（《哈达瑜伽之光》Ⅲ / 82）。

4. 行逆作身印者应增加摄食量。如摄食不足，则旺盛的胃火会反噬身体（《哈达瑜伽之光》Ⅲ / 80—81）。

5. 坚持练习，约六个月，皱纹和白发自然消失（《哈达瑜伽之光》Ⅲ / 82）。

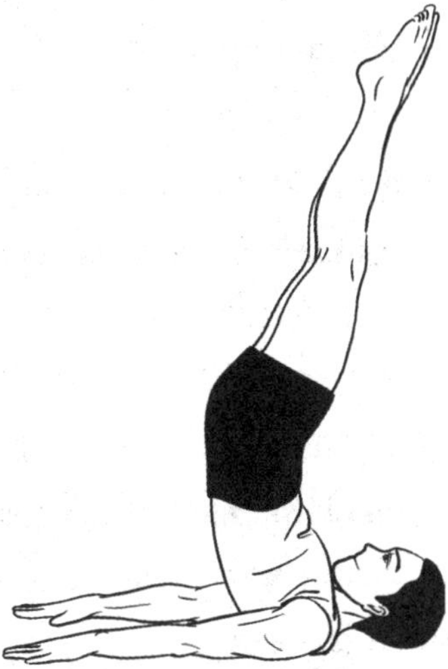

逆作身印（倒箭式身印）

第33节

सिद्धासनं समासाद्य कर्णचक्षुर्नसामुखम् ।

अङ्गुष्ठतर्जनीमध्यानामाद्यैः पिदधीत वै ।।३३।।

siddhāsanaṃ samāsādya karṇacakṣurnasāmukham /

aṅguṣṭha tarjanīmadhyānāmādyaiḥ pidadhīta vai //33//

行至善坐，以拇指闭耳，以食指闭目，以中指闭鼻，以无名指闭口。

第 34—37 节

प्राणमाकृष्य काकीभिरपाने योजयेत्ततः ।

षट् चक्राणि क्रमाद्ध्यात्वा हुं हंसमनुना सुधीः ।।३४।।

prāṇāmākṛṣya kākībhirapāne yojayettataḥ /

ṣaṭ cakrāṇi kramāddhyātvā huṃ haṃsamanunā suddīḥ //34//

चैतन्यमानयेद्देवीं निद्रिता या भुजङ्गिनी ।

जीवेन सहितां शक्तिं समुत्थाप्य पराम्बुजे ।।३५।।

caitanyamānayeddevīṃ nidritā yā bhujaṅginī /

jīvena sahitāṃ śaktiṃ samutthāpya parāmbuje //35//

शक्तिमयो स्वयं भूत्वा परं शिवेन संगमम् ।

नानासुखं विहारं च चिन्तयेत्परमं सुखम् ।।३६।।

śaktimayo svayaṃ bhūtvā paraṃ śivena saṅgamam /

nānāsukhaṃ vihāraṃ ca cintayetparamaṃ sukham //36//

शिवशक्तिसमायोगादेकान्तं भुवि भावयेत् ।

आनन्दमानसो भूत्वा अहं ब्रह्मेति संभवेत् ।।३७।।

śivaśaktisamāyogādekāntaṃ bhuvi bhāvayet /

ānandamānaso bhūtvā ahaṃ brahmeti saṃbhavet //37//

努嘴，作鸦喙状（鸟啄身印）。嘴巴吸气，使之与下行气结合。行吽（HUM）和哈萨（HAMSA）两个曼陀罗，依次冥想六大脉轮。聪颖的瑜伽士将唤醒沉睡的昆达里尼，将昆达里尼与个体自我一起送上至上莲花即顶轮，并使之

安住其间。自我与昆达里尼联结，即是与主希瓦合一，因能经验种种天界快乐和至上喜乐。待希瓦与萨克提合一，即行“我即梵”之观想，喜乐的经验将充满心意。

第 38 节

योनिमुद्रा परा गोप्या देवानामपि दुर्लभा ।
सकृत्तु लब्धसंसिद्धिः समाधिस्थः स एव हि ।।३८।।
yonimudrā parā gopyā devānāmapi durlabhā /
sakṛttu labdhasaṃsiddhiḥ samādhisthaḥ sa eva hi //38//

要保守母胎身印的秘密。这身印，虽天神（提婆）亦不易得。成就母胎身印者，亦必成就三摩地。

尽管不同的瑜伽文本对母胎身印的描述有所不同，但毋庸置疑的是，在哈达瑜伽中，这一身印非常著名，也非常重要。《瓦希斯塔本集》（Ⅳ / 1）第四章一开篇就对其行法做了详细说明：“吸气，固气于根轮（mūlādhāracakra），收缩会阴（处于肛门和生殖器中间）。”

出于不同的需要，《禅定点奥义书》（*Dhyānabindūpaniṣad*，86）和《瑜伽宝鬘奥义书》（*Yogacūḍāmaṇupaniṣad*，59）也都讨论了母胎身印。尽管有种种差异，但二者都同样重视会阴收缩。

《格兰达本集》（Ⅲ / 33）规定以拇指闭耳，以食指闭目，以中指闭鼻，以无名指闭口。我们在《哈达瑜伽之光》中也发现了类似的行法，用于谛听秘音（nādānusandhāna）。但斯瓦特玛拉摩没有给它命名（《哈达瑜伽之光》Ⅳ / 68）。《瑜伽顶奥义书》（Ⅱ / 13）中有相同的行法，称为闭六门身印（ṣaṇmukhīmudrā）。

除规定闭目、闭耳外，对于母胎身印，格兰达还做了其他重要说明：

1. 努嘴作鸦喙状，用嘴巴吸气（Ⅲ / 34—37）。

2. 从根轮开始依次冥想六大脉轮（Ⅲ / 34—37）。

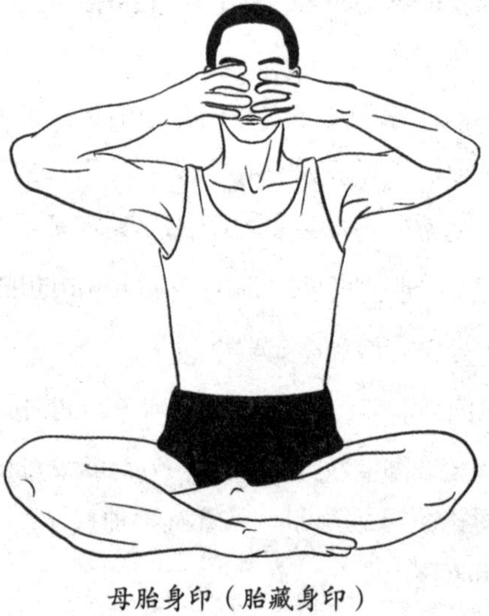

母胎身印（胎藏身印）

3. 反复念诵曼陀罗吽和哈萨，唤醒昆达里尼（Ⅲ / 34—37）。

4. 使个体灵魂与昆达里尼结合，并将之送上顶轮（Ⅲ / 34—37）。

5. 在希瓦与萨克提合一时经验喜乐（Ⅲ / 34—37）。

6. 最后，感受“我即梵”（Ⅲ / 34—37）。

7. 无萨克提提升印，无以成就母胎身印（Ⅲ / 48）。

第 39 节

आश्रित्य भूमिं करयोस्तलाभ्यामूर्ध्वं क्षिपेत्पादयुगं शिरः खे ।
शक्तिप्रबुद्धयै चिरजीवनाय वज्रोलिमुद्रां मुनयो वदन्ति ॥३९॥

āśritya bhūmiṃ karayostalābhyā-
mūrdhvaṃ kṣipetpādayugaṃ śiraḥ khe /
śaktiprabuddhyai cirajīvanāya
vajrolimudrāṃ munayo vadanti //39//

手掌撑地，头和脚同时朝上，定在空中。这就是金刚力身印。圣人开出此法，有唤醒昆达里尼、延年益寿之用。

《格兰达本集》所描述的金刚力身印，和《哈达瑜伽之光》以及《瓦希斯塔本集》所描述的有很大不同。到了格兰达的时代，哈达瑜伽似乎已经完全摆脱了坦陀罗的影响。这可能是格兰达的金刚力身印与众不同的原因。

从经文描述的身体姿势来看，金刚力身印似乎更像一种平衡体位。它的行法是：取坐姿。双腿前伸，双掌着地，置于大腿外侧。两腿绷直，高抬。用双掌的支撑力使臀部离地。调整身体姿态，保持稳定。记住，双腿要保持笔直，但不要越过脖颈。

这一行法的首要作用，是唤醒昆达里尼，还有就是延年益寿。

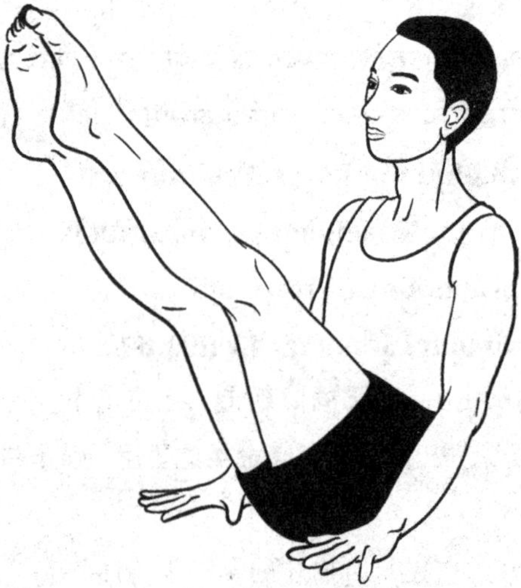

金刚力身印

第 40 节

मूलाधारे आत्मशक्तिः कुण्डली परदेवता ।

शयिता भुजगाकारा सार्धत्रिवलयान्विता ।।४०।।

mūlādhāre ātmaśaktiḥ kuṇḍalī paradevatā /

śayitā bhujagākārā sārdhatrivalayānvitā //40//

根轮处，唤作昆达里尼的自我之力量正在沉睡。昆达里尼，呈蛇形，盘卷三圈半。

第 41 节

यावत्सा निद्रिता देहे तावज्जीवः पशुर्यथा ।

ज्ञानं न जायते तावत्कोटियोगं समभ्यसेत् ।।४१।।

yāvatsā nidritā dehe tāvajjīvaḥ paśuryathā /

jnānaṃ na jāyate tāvatkoṭiyogaṃ samabhyaset //41//

不管练过多少种瑜伽，只要昆达里尼还在身体中沉睡，人就仍如动物一般，与知识无缘。

第 42 节

उद्घाटयेत्कवाटं च यथा कुञ्चिकया हठात् ।

कुण्डलिन्याः प्रबोधेन ब्रह्मद्वारं प्रभेदयेत् ।।४२।।

udghāṭayetkavāṭaṃ ca yathā kuñcikayā haṭhāt /

kuṇḍalinyāḥ prabodhena brahmadvāraṃ prabhedayet //42//

用钥匙开房门，毫不费力；唤醒昆达里尼，梵门自会开启。

第 43 节

नाभिं संवेष्ट्य वस्त्रेण न च नग्नो बहिः स्थितः ।

गोपनीयगृहे स्थित्वा शक्तिचालनमभ्यसेत् ।।४३।।

nābhiṃ saṃveṣṭya vastreṇa na ca nagno bahiḥ sthitaḥ /

gopanīyagṛhe sthitvā śakticālanamabhyaset //43//

用布遮裹肚脐，勿使裸露。萨克提提升印，只当在密室中修习。

第 44 节

वितस्तिप्रमितं दीर्घं विस्तारे चतुरङ्गुलम् ।

मृदुलं धवलं सूक्ष्मं वेष्टनाम्बरलक्षणम् ।

एवमम्बरयुक्तं च कटिसूत्रेण योजयेत् ।।४४।।

vitastipramitaṃ dīrghaṃ vistāre caturaṅgulam /

mṛdulaṃ dhavalaṃ sūkṣmaṃ veṣṭanāmbaralakṣaṇam /

evamambarayuktaṃ ca kaṭisūtreṇa yojayet //44//

裹脐布要柔，长十二指、宽四指，白且薄，以腰带系缚。

第 45 节

संलिप्य भस्मना गात्रं सिद्धासनमथाचरेत् ।

नासाभ्यां प्राणमाकृष्याप्यपाने योजयेद्बलात् ।।४५।।

saṃlipya bhasmanā gātraṃ siddhāsanamathācaret /

nāsābhyāṃ prāṇāmākṛṣyāpyapāne yojayedbalāt //45//

身体涂灰，行至善坐，双侧鼻孔吸气，努力将命根气与下行气合一。

第 46 节

तावदाकुञ्चयेद् गुह्यमश्विनीमुद्रया शनैः ।

यावद् गच्छेत्सुषुम्णायां हठाद्वायुः प्रकाशयेत् ।।४६।।

tāvadākuñcayed guhyamaśvinīmudrayā śanaiḥ /

yāvadgacchetsuṣumṇāyāṃ haṭhādvāyuḥ prakāśayet //46//

行提肛身印（马印），缓慢收束肛门。在气进入中脉，并发生作用之前，肛门收束不可松懈。

第 47 节

तदा वायुप्रबन्धेन कुम्भिका च भुजङ्गिनी ।

बद्धश्वासस्ततो भूत्वा चोर्ध्वमार्गं प्रपद्यते ।।४७।।

tadā vāyuprabandhena kumbhikā ca bhujaṅginī /

baddhaśvāsastato bhūtvā cordhvamārgaṃ prapadyate //47//

然后住气，呼吸悬停。如此，昆达里尼这条蛇，因为窒息而苏醒，遂上行，而至中脉。

第 48 节

विना शक्तिचालनेन योनिमुद्रा न सिध्यति ।

आदौ चालनमभ्यस्य योनिमुद्रां ततोऽभ्यसेत् ।।४८।।

vinā śakticālanena yonimudrā na siddhyati /

ādau cālanamabhyasya yonimudrāṃ tato'bhyaset //48//

无萨克提提升印，无以成就母胎身印。因此，要先修习萨克提提升印，再修习母胎身印。

第 49 节

इति ते कथितं चण्डकपाले शक्तिचालनम् ।

गोपनीयं प्रयत्नेन दिने दिने समभ्यसेत् ।।४९।।

iti te kathitaṃ caṇḍakapāle śakticālanam /

gopanīyaṃ prayatnena dine dine samabhyaset //49//

哦！羯达·卡帕利！我已授你萨克提提升印。要保守它的秘密，更要勤加练习。

在哈达瑜伽文本所描述的所有身印中，萨克提提升印最为重要。《哈达瑜伽之光》第三章，开头就谈到了这一身印的主要功用。萨克提（śakti），代表昆达里尼。萨克提提升印这个名词，顾名思义，内含着有关昆达里尼的两个重要信息：

第一，昆达里尼通常是静止不动的。它不动，因为它正在沉睡。它只有醒着的时候才会动。因此，唤醒就意味着它要动了。

第二，昆达里尼被唤醒以后，须要加以引导，这样它才能朝着我们希望的方向运动。唤醒是一回事，唤醒以后的引导是另一回事。

《格兰达本集》对萨克提提升印有如下说明：

一、昆达里尼的形式和影响

1. 昆达里尼是内在力量（ātmaśakti）（Ⅲ/40）。

2. 它在根轮处沉睡（Ⅲ/40）。

3. 它盘卷三圈半（Ⅲ/40）。

4. 沉睡中的昆达里尼也能正常运作。只是在这种情况下，人与动物无异，被无知的黑暗牢牢攫住（Ⅲ / 41）。

5. 为了获得知识，必须唤醒昆达里尼。如果没有唤醒昆达里尼，不管练了多少瑜伽，也不可能获得知识(Ⅲ /41)。

6. 就像用钥匙开门一样，唤醒了昆达里尼，就打开了通往梵境的大门（Ⅲ / 42）。

二、萨克提提升印的预备

1. 取一块布，12 指长，4 指宽。

2. 布要干净，要白，要薄。

3. 以腰带系缚。

4. 全身涂灰。

三、萨克提提升印的技巧

1. 行至善坐。

2. 双侧鼻孔吸气。

3. 吸气，并导引至根轮，和下行气结合。

4. 做提肛身印（马印），收束肛门。

5. 以上行法不停，直至经验到气入中脉。

6. 住气。昆达里尼被唤醒，开始上行，进入中脉。

7. 欲行母胎身印，先行萨克提提升印。

第 50 节

उदरं पश्चिमोत्तानं तडागाकृति कारयेत् ।

ताडागी सा परा मुद्रा जरामृत्युविनाशिनी ।।५०।।

udaraṃ paścimottānaṃ taḍāgākṛti kārayet /

tāḍāgi sā parā mudrā jarāmṛtyuvināśinī //50//

腹部凹入，贴向脊柱，其状如（枯水之）洼。这就是腹贴脊身印。它是征服死亡的最好身印。

为了看起来像一个（干枯的）池洼，就要仰卧，腹部贴向脊柱。这个动作，与脐锁印相当。脐锁印是一种锁印，而锁印是住气法的重要内容。行脐锁印，则生命气驻留在体内。

然而，我们知道，脐锁印作为瑙力法的一种基本实践，也用于清洁法。并且，行脐锁印，当在呼气之后。

《格兰达本集》（凯瓦拉雅答玛瑜伽研究所 1907 年版）的编辑们，在腹贴脊身印的注释中写道，传统腹贴脊身印行于呼气之后。然而当代的注释者多认为，身印是哈达瑜伽的高阶修习。腹贴脊身印，作为一种身印，必然要求体内住气。而如果在呼气后做（即体外住气），那么，它就只是一种清洁法实践。

第 51 节

मुखं संमुद्रितं कृत्वा जिह्वामूलं प्रचालयेत् ।

शनैर्ग्रसेत्तदमृतं माण्डुकीं मुद्रिकां विदुः ।।५१।।

mukhaṃ saṃmudritam kṛtvā jihvāmūlaṃ pracālayet /

śanairgrasettadamṛtaṃ māṇḍukīṃ mudrikāṃ viduḥ //51//

闭上嘴巴，运动舌根，缓慢吞下渗出的甘露。这就是蛙鸣身印。

第 52 节

वलितं पलितं नैव जायते नित्ययौवनम् ।

न केशे जायते पाको यः कुर्यान्नित्यमाण्डुकीम् ।।५२।।

valitaṃ palitaṃ naiva jāyate nityayauvanam /

na keśe jāyate pāko yaḥ kuryānnityamāṇḍukīm //52//

每日修习蛙鸣身印，则不生皱纹与白发，青春永驻，永不变老。

这一身印，模仿青蛙的动作，因此得名。

青蛙，如果从前面看，可以观察到它的喉咙部位一直在动。我们练习蛙鸣身印时，喉区也要动起来。为此，要闭嘴，舌根处要做一种运动。这种运动与闭嘴吞咽唾液的动作相当。

这一行法刺激月亮更多、更缓地渗出甘露，练习者要模仿青蛙，做闭嘴缓慢吞咽的动作。这项练习，一开始会有难度，当循序渐进。

第 53 节

नेत्रान्तरं समालोक्य चात्मारामं निरीक्षयेत् ।

सा भवेच्छांभवीमुद्रा सर्वतन्त्रेषु गोपिता ।।५३।।

netrāntaraṃ samālokya cātmārāmaṃ nirīkṣayet /

sā bhavecchāṃbhavīmudrā sarvatantreṣu gopita //53//

凝视（内在）眉心，凝视自我。这就是希瓦身印。所有瑜伽文本都以机密视之。

第 54 节

वेदशास्त्रपुराणानि सामान्यगणिका इव ।

इयं तु शांभवीमुद्रा गुप्ता कुलवधूरिव ।।५४।।

vedaśāstrapurāṇāni sāmānyagaṇikā iva /

iyaṃ tu śāṃbhavīmudrā guptā kulavadhūriva //54//

四吠陀、众经典和往世书等，不过寻常女子；唯此希瓦身印，真比那面纱未揭的大家闺秀。

第 55 节

स एव ह्यादिनाथश्च स च नारायणः स्वयम् ।

स च ब्रह्मा सृष्टिकारी यो मुद्रां वेत्ति शांभवीम् ।।५५।।

sa eva hyādināthaśca sa ca nārāyaṇaḥ svayam /

sa ca brahmā sṛṣṭikāri yo mudrāṃ vetti śāmbhavīm //55//

第一纳塔当然知晓希瓦身印。他本人就是那罗延[①]，就是那永恒的创造者——梵天。

第 56 节

सत्यं सत्यं पुनः सत्यं सत्यमाह महेश्वरः ।

शांभवीं यो विजानीयात्स च ब्रह्म न चान्यथा ।।५६।।

satyaṃ satyaṃ punaḥ satyaṃ satyamāha maheśvaraḥ /

śāṃbhavīṃ yo vijānīyātsa ca brahma na cānyathā //56//

大自在天说过，这是真而又真的。无论何人，知晓希瓦身印者，即是创造者梵天，别的什么也不是。

---

① 在早期印度神话中，那罗延是原人的儿子。《摩诃那罗延奥义书》则将那罗延与原人等同起来，视其为宇宙的终极存在。在后期文献中，那罗延是大神的别名，主要指毗湿奴，有时指梵天（例如在《摩奴法典》中，那罗延指梵天而非毗湿奴）。——译者

净目法（又称凝视法）可助成就希瓦身印。对此，我们已通过格兰达介绍净目法的经文（Ⅰ / 53）有所了解。但那节经文没有讨论希瓦身印。

《哈达瑜伽之光》（Ⅳ / 36）如此描述希瓦身印：凝视点在内，但眼睛却好似一眨不眨地凝视外部。这就是说，虽然眼睛睁着，一眨不眨，但却是用心在凝视内在的某个点。这就是希瓦身印。

格兰达也认为眼睛要一直睁着。此外，他还强调，目光要落在内在的眉心上，并冥想阿特曼（自我）（Ⅲ / 53）。

格兰达激赏这一身印。《格兰达本集》中的一节经文（Ⅲ / 54），似乎是从《哈达瑜伽之光》（Ⅳ / 36）中借

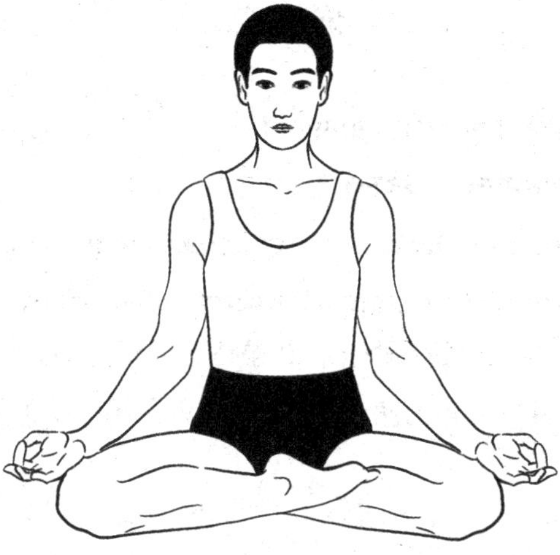

希瓦身印

用的。之所以说是从《哈达瑜伽之光》中借用的，是因为《格兰达本集》成书在后。

第 57 节

कथिता शांभवीमुद्रा शृणुष्व पञ्चधारणाम् ।

धारणानि समासाद्य किं न सिध्यति भूतले ।।५७।।

kathitā śāṃbhavīmudrā śṛṇuṣva pañcadhāraṇām /

dhāraṇāni samāsādya kiṃ na siddhyati bhūtale //57//

希瓦身印讲解已毕，接下来讲五种专注法。成就了五种专注法，则世上再无难事。

第 58 节

अनेन नरदेहेन स्वर्गेषु गमनागमम् ।

मनोगतिर्भवेत्तस्य खेचरत्वं न चान्यथा ।।५८।।

anena naradehena svargeṣu gamanāgamam /

manogatirbhavettasya khecaratvaṃ na cānyathā //58//

修习专注法的瑜伽士，获得往返天堂的神力。他单凭此法，便获得心意的速度，并成就逆舌身印，可凌空而行。

第 59 节

यत्तत्वं हरितालदेशरचितं भौमं लकारान्वितं ।

वेदास्त्रं कमलासनेन सहितं कृत्वा हृदि स्थापितम् ।

प्राणं तत्र विलीय पञ्चघटिकाश्चित्तान्वितं धारयेत् ।

एषा स्तम्भकारी सदा क्षितिजयं कुर्यादधोधारणा ।।५९।।

yattatvaṃ haritāladeśaracitaṃ bhaumaṃ lakārānavitaṃ /vedāsraṃ kamalāsanena sahitaṃ kṛtvā hṛdi sthāpitam /

prāṇaṃ tatra vilīya pañcaghaṭikāścittānvitaṃ dhārayet /

eṣā stambhakarī sadā kṣitijayaṃ kuryādadhodhāraṇā //59//

地元素，在心，其色金黄，其形四方，种子音拉姆（laṃ），主神为莲花座上的梵天。专注地元素 120 分钟（5 个格迪卡），生命气随心意消融。地元素专注法，给修习者带来稳定，用于征服地元素。

第 60 节

शङ्खेन्दुप्रतिमं च कुन्दधवलं तत्त्वं किलालं शुभं

तत्पीयूषवकारबीजसहितं युक्तं सदा विष्णुना ।

प्राणं तत्र विलीय पञ्चघटिकाश्चित्तान्वितं धारयेत्

एषा दुःसहतापपापहरिणी स्यादाम्भसी धारणा ।।६०।।

śaṅkhendupratimaṃ ca kundadhavalaṃ tattvaṃ kilālaṃ śubhaṃ /

tatpīyūṣavakārabījasahitaṃ yuktaṃ sadā viṣṇunā /

prāṇaṃ tatrā vilīya pañcaghaṭikāścittānvitaṃ dhārayet /

eṣā duḥsahatāpapāpahariṇī syādāmbhasī dhāraṇā //60//

水元素，色白如海螺，其形如月，甘露一样吉祥，种子音帆姆（vaṃ），主神毗湿奴。专注水元素120分钟，生命气与心意合一。水元素专注法，消除所有罪恶。

第61节

यन्नाभिस्थितमिन्द्रगोपसदृशं बीजं त्रिकोणान्वितं

तत्त्वं वह्निमयं प्रदीप्तमरुणं रुद्रेण यत्सिद्धिदम् ।

प्राणं तत्र विलीय पञ्चघटिकाश्चित्तान्वितं धारयेत् ।

एषा कालगभीरभीतिहरणी वैश्वानरी धारणा ।।६१।।

yannābhisthitamindragopasadṛśaṃ bījaṃ trikoṇānvitaṃ

tattvaṃ vahnimayaṃ pradīptamaruṇaṃ rudreṇa yatsiddhidam /

prāṇaṃ tatra vilīya pañcaghaṭikāścittānvitaṃ dhārayet /

eṣā kālagabhīrabhītiharaṇī vaiśvānarī dhāraṇā //61//

火元素，在脐，色如红绒螨，其形三角，主神为赐予成功、如太阳一般灿烂的楼陀罗，种子音朗姆（raṃ）。专注火元素120分钟，生命气随心意消融。火元素专注法，摧毁对死亡的恐惧。

第62节

यद्भिन्नाञ्जनपुञ्जसंनिभमिदं धूम्रावभासं परं
तत्त्वं सत्त्वमयं यकारसहितं यत्रेश्वरो देवता ।
प्राणं तत्र विलीय पञ्चघटिकाश्चित्तान्वितं धारयेत्
एषा खे गमनं करोति यमिनां स्याद्वायवी धारणा ।।६२।।

yadbhinnāñjanapuñjasaṃnibhamidaṃ dhūmrāva bhāsaṃ paraṃ
tattvaṃ sattvamayaṃ yakārasahitaṃ yatreśvaro devatā /
prāṇaṃ tatra vilīya pañcaghaṭikāścittānvitaṃ dhārayet /
eṣā khe gamanaṃ karoti yamināṃ syādvāyavī dhāranā //62//

风元素，其色如烟，充满善良能量，种子音央姆（yaṃ），主神自在天。专注风元素，获得在飞行的神力。

第63节

यत्सिन्धौ वरशुद्धवारिसदृशं व्योमाख्यमुद्भासते
तत्त्वं देवसदाशिवेन सहितं बीजं हकारान्वितम् ।

प्राणं तत्र विलीय पञ्चघटिकाश्चित्तान्वितं धारयेत्

एषा मोक्षकवाटभेदनकरी कुर्यान्नभोधारणा ॥६३॥

yatsindhau varaśuddhavārisādṛśaṃ vyomākhyam udbhāsate /

tattavaṃ devasadāśivena sahitaṃ bījaṃ hakārānvitam /

prāṇaṃ tatra vilīya pañcaghaṭikāścittānvitaṃ dhārayet /

eṣā mokṣakavāṭabhedanakarī kuryānnabhodhāraṇā //63//

空元素，色如净海，种子音翰姆（haṃ），主神大湿婆。专注空元素 120 分钟，生命气随心意消融。空元素专注法，开启自由之门。

在格兰达的时代，对待专注法，似乎有两种方式。有些文本将它列为独立的一支，如《牧牛尊者百论》《瓦希斯塔本集》《瑜伽微光》（*Jogaprdīpyakā*）等 。有些文本并不认为它是独立的一支，而是把它归在身印名下，《格兰达本集》即是如此。

在哈达瑜伽的文本中，专注法既可并入身印法，又可单列为一支。而贾亚特拉玛（Jayatrāma）的《瑜伽微光》则与众不同，它主要关注专注法的治疗效果。

据贾亚特拉玛说，身体的各种疾病都是体内粗糙元素的不平衡引发的。《瑜伽微光》（诗篇第 725—755 节）对此有明确的说明：

1. 地元素过量，引发嗜睡。

2. 水元素过量，引发咳嗽感冒。

3. 火元素过量，引发发热发烧。

4. 风元素过量，引发精神错乱。

5. 地元素中水元素过量，引发麻风病。

6. 水元素中火元素过量，产生灼烧感。

疾病是由一种或两种元素的不平衡引发的。据贾亚特拉玛说，专注诸元素是一种有效的自我治疗手段。

不同文本对元素专注法的描述互有异同，详情见以下各表：

《格兰达本集》的五元素专注法

元素	梵文名称	位置	种子音	颜色	主神	形状	专注时间
地	adho dhāraṇā	心	拉姆	金黄	梵天	四方	2 小时
水	ambhasī dhāraṇā		帆姆	白色	毗湿奴	月	2 小时
火	vaiśvānarī dhāraṇā	脐	朗姆	血红	楼陀罗	三角	2 小时
风	vāyavī dhāraṇā		央姆	烟色	自在天		2 小时

续表

元素	梵文名称	位置	种子音	颜色	主神	形状	专注时间
空	nabho dhāraṇā		翰姆	水晶色	大湿婆		2 小时

《牧牛尊者百论》的五元素专注法

元素	梵文名称	位置	种子音	颜色	主神	形状	专注时间
地	bhū dhāraṇā	心	拉姆	黄色	梵天	四方	2 小时
水	vāri dhāraṇā	喉轮	帆姆	白色	毗湿奴	半月	2 小时
火	vaiśvānarī dhāraṇā	腭	朗姆	血红	楼陀罗	三角	2 小时
风	vāyavī dhāraṇā	眉心	央姆	黑色	自在天	圆形	2 小时
空	nabho dhāraṇā	前囟	翰姆	无色	大湿婆	无形	2 小时

《瓦希斯塔本集》的五元素专注法

元素	位置	种子音	主神	专注时间
地	从（脚底）涌泉到膝盖	拉姆	梵天	2 小时

续表

元素	位置	种子音	主神	专注时间
水	从膝盖到肛门	帆姆	毗湿奴	2小时
火	从肛门到心脏	朗姆	楼陀罗	2小时
风	从心脏到眉心	央姆	玛哈特	2小时
空	眉心	翰姆	玛哈特	2小时

《瑜伽微光》的五元素专注法

元素	位置	范围	专注时间	德性	味道	性质	过量结果	运动
地	肚脐	5指	50帕拉[①]	罗阇	甜	喜	产生迷恋	直
水	心	4指	40帕拉	萨埵	苦	凉	产生性欲	下
火	头	3指	30帕拉	答磨	辣	锐	产生愤怒	上
风	耳朵	2指	20帕拉	三德	酸	变		斜
空	全身	1指			无味	悲		立

① 帕拉（pala），古代印度时间单位，1帕拉相当于6次呼吸的时间。——译者

第 64 节

आकुञ्चयेद् गुदद्वारं प्रकाशयेत्पुनः पुनः ।

सा भवेदश्विनीमुद्रा शक्तिप्रबोधकारिणी ।।६४।।

akuñcayedgudadvāraṃ prakāśayetpunaḥ punaḥ /

sā bhavedaśvinīmudrā śaktiprabodhakāriṇī //64//

反复收缩肛门括约肌。这就是提肛身印（马印）。这一身印唤醒昆达里尼。

提肛身印这个名字本身就表明了，行此身印须要模仿马。如果我们从后面观察马就会发现，马正常站立时，会不断收缩、突出它的肛门。同样，做提肛身印时，练习者也要一次次收缩括约肌。

根据《格兰达本集》（Ⅰ/45、47），提肛身印有助于成就水净肠法和干净肠法。建议不能长时间做根锁印的修习者，首先做提肛身印。

提肛身印，又名马印。“马”者，马匹之马，亦双马童（Aśvinī）之马。双马童又称库马拉（Kumāra），是印度神话中众神的医者。以之命名表明马印具有很大的治疗价值。可以说，马印是保持健康的最佳行法之一。

第 65 节

कण्ठपृष्ठे क्षिपेत्पादौ पाशवद्दृढबन्धनम् ।

सैव स्यात्पाशिनीमुद्रा शक्तिप्रबोधकारिणी ।।६५।।

kaṇṭhapṛṣṭhe kṣipetpādau pāśavaddṛḍhabandhanam /

saiva syātpāśinīmudrā śaktiprabodhakāriṇī //65//

两条腿盘在喉咙（脖子）后面，就像一条结实的套索。这就是套索身印。它唤醒昆达里尼。

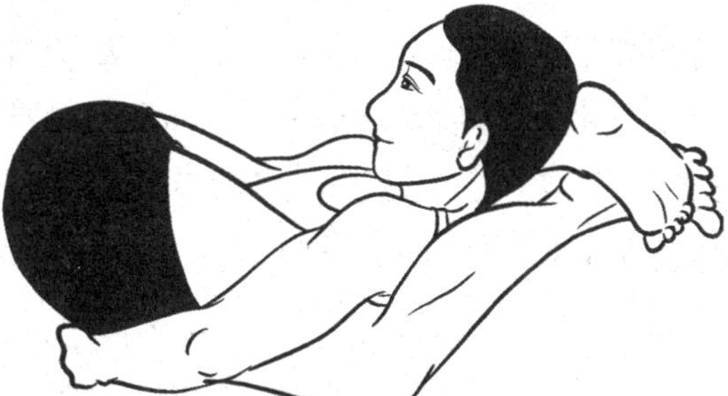

套索身印

套索身印也被认为具有唤醒昆达里尼的功效。在同一文本中比较金刚力身印和套索身印，可以发现，它们只有一个区别。套索身印，是把两条腿盘在脖子后面，臀部不离地，看起来就好像套索一样。金刚力身印，是双掌着地（虽然文本中没有关于手部动作的说明），这有助于保持身体姿势。

第 66 节

काकचञ्चुवदास्येन पिबेद्वायुं शनैः शनैः ।

काकीमुद्रा भवेदेषा सर्वरोगविनाशिनी ।।६६।।

kākacañcuvadāsyena pibedvāyuṃ śanaiḥ śanaiḥ /

kākīmudrā bhavedeṣā sarvarogavināśinī //66//

努嘴，作鸦喙状，慢慢地、慢慢地吸气。这就是鸟啄身印。它是所有疾病的克星。

鸟啄身印，意味着模仿乌鸦。传统上，为了模仿乌鸦的喙，舌头须由两边向中间卷起来，使呈管状。嘴巴只通过这根“管子”吸气。《格兰达本集》（V / 68）、《哈达瑜伽之光》（Ⅱ / 57）和《哈达珠串》（Ⅱ / 19）都规定要用舌头吸气。

《希瓦本集》（Ⅲ / 90）对这一行法大为赞赏。

第 67—68 节

कण्ठमग्नजले स्थित्वा नासाभ्यां जलमाहरेत् ।

मुखान्निर्गमयेत्पश्चात्पुनर्वक्त्रेण चाहरेत् ।।६७।।

kaṇṭhamagnajale sthitvā nāsābhyāṃ jalamāharet /

mukhānnirgamayetpaścātpunarvaktreṇa cāharet //67//

नासाभ्यां रेचयेत्पश्चात्कुर्यादेवं पुनः पुनः ।

मातङ्गिनी परा मुद्रा जरामृत्युविनाशिनी ।।६८।।

nāsābhyāṃ recayetpaścātkuryādevaṃ punaḥ punaḥ /

mātaṅginī parā mudrā jarāmṛtyuvinaśinī //68//

站在深及喉咙的水中，双侧鼻孔吸水，嘴巴吐出去。然后，嘴巴吸水，再从鼻孔排出去。重复若干次。这就是大象身印。这一出色的身印征服衰老和死亡。

此身印模仿大象动作，故称大象身印。

格兰达在《格兰达本集》第一章中描述了净脑法（bhālabhāti）的两种行法，即引流法和逆引流法：引流法，是鼻孔吸水，然后嘴巴吐出去；逆引流法，是嘴巴吸水，然后鼻孔排出去（Ⅰ/57—58）。

分析大象身印，就会发现，引流法和逆引流法是交替进行的。

为了便于实践，练习者应该站在干净的水池中，水位到喉咙处，然后反复地嘴巴吸水、鼻孔排水，再鼻孔吸水、嘴巴排水。这就是大象身印。

我们可以观察到，大象是交替用嘴巴和鼻子吐水的。

这一身印征服衰老和死亡。

第 69 节

वक्त्रं किंचित्सुप्रसार्य चानिलं गलया पिबेत् ।
सा भवेद्भुजगीमुद्रा जरामृत्युविनाशिनी ।।६९।।

vaktraṃ kiṃcitsuprasārya cānilaṃ galayā pibet /
sā bhavedbhujagīmudrā jarāmṛtyuvināśinī //69//

微微张嘴，（直接）从喉咙吸气。这就是蛇饮身印。这一身印征服衰老和死亡。

第 70 节

यावन्तश्चोदरे रोगा अजीर्णाद्या विशेषतः ।
तान्सर्वान्नाशयेदाशु यत्र मुद्रा भुजङ्गिनी ।।७०।।

yāvantaścodare rogā ajīrṇādyā viśeṣataḥ /
tānsarvānnāśayedāśu yatra mudrā bhujgaṅginī //70//

蛇饮身印，消除所有腹部疾病，如消化不良等。

与眼镜蛇式体位法类似，蛇饮身印也是模仿蛇的动作。它模仿的是蛇吸气时的动作。蛇发出嘶嘶声的时候，气会直接从喉咙吐出；而它吸气时，会张开嘴巴，直接通过喉咙吸气。蛇饮身印，不必模仿蛇的吐气动作，只须模仿蛇的吸气动作。模仿蛇吸气时，喉咙会感觉非常清凉。

这一身印避免、消除所有与腹部有关的疾病，还可以征服衰老与死亡。

第 71 节

इदं तु मुद्रापटलं कथितं चण्ड ते शुभम् ।

वल्लभं सर्व सिद्धानां जरामरणनाशनम् ।।७१।।

idaṃ tu mudrāpaṭalaṃkathitaṃ caṇḍa te śubham /

vallabhaṃ sarvasiddhānāṃjarāmaraṇanāśanam // 71//

啊，羯达！我已为你讲解了吉祥的身印，它是一切成就之主，是衰老与死亡的克星。

इति श्रीघेरण्डसंहितायां मुद्राप्रयोगो नाम तृतीयोपदेशः ।

iti śṛī gherandasaṃhitāyāṃ mudrāprayogo nāma tṛtīyopadeśaḥ /

《格兰达本集》第三章就此结束。

第四章 Part Ⅳ 制感法

चतुर्थोपदेशः

Caturthopadeśaḥ

现在进入第四章。

第1节

अथातः संप्रवक्ष्यामि प्रत्याहारकमुत्तमम् ।

यस्य विज्ञानमात्रेण कामादिरिपुनाशनम् ।।१।।

athātaḥ saṃpravakṣyāmi pratyāhārakamuttamam /

yasya vijñānamātreṇa kāmādiripunāśanam //1//

现在讲解制感。制感是最上乘的实践法。唯有制感的知识，可消灭顽敌如欲望。

制感，见于帕坦伽利的阿斯汤迦瑜伽，列第五支。哈达瑜伽也讲制感，但与帕坦伽利的制感概念不同。

1.《牧牛尊者百论》通过逆作身印（倒箭式身印）解释制感。据说，因为逆作身印，月亮流出的甘露得以避免被太阳吞噬。甘露从被太阳烧灼的危境中摄回。这就是制感。

2. 第二种制感概念非常流行，义为感官从感觉对象中摄回。

3. 第三种是《瓦希斯塔本集》中的制感。瓦希斯塔描述了分布在脚趾到头顶的18个穴位。吸气后，把气导引到第一个穴位，然后从那里摄回，再导引到上一级的穴位，再摄回，并最终把气导引至第18个穴位。这就是制感。

4. 第四种制感也见于《瓦希斯塔本集》。根据书中所说，把每一个对象视同自己，也称制感。

5. 第五种制感表现为履行（祭祀等）义务。这种义务的履行没有任何外在的对象，而要在心中完成。

《格兰达本集》第四章讨论了格达斯塔瑜伽的第四支，即制感。格兰达沿用了帕坦伽利的制感概念，即，制感就是把感官从感官对象上摄回。

第 2 节

यतो यतो निश्चरति मनश्चञ्चलमस्थिरम् ।

ततस्ततो नियम्यैतदात्मन्येव वशं नयेत् ।।२।।

yato yato niścarati manaścañcalamasthiram /

tatastato niyamyaitadātmanyeva vaśaṃ nayet //2//

心意无常不定，四处游荡。无论它游到哪里，都要拉它回来，置于自我的驭下。

第 3 节

यत्र यत्र गता दृष्टिर्मनस्तत्र प्रयच्छति ।

अतः प्रत्याहरेदेतदात्मन्येव वशं नयेत् ।।३।।

yatra yatra gatā dṛṣṭirmanastatra prayacchati /

ataḥ pratyāharedetadātmanyeva vaśaṃ nayet //3//

心意随目光游走。要摄回心意，必要摄回视觉器官，置于自我的驭下。

第 4 节

पुरस्कारं तिरस्कारं सुश्राव्यं वा भयानकम् ।

मनस्तस्मान्नियम्यैतदात्मन्येव वशं नयेत् ।।४।।

puraskāraṃ tiraskāraṃ suśrāvyaṃ vā bhayānakam /

manastasmānniyamyaitadātmanyeva vaśaṃ nayet //4//

把心意从声音中摄回，置于自我的驭下，无论那声音是悦耳的赞美，还是刺耳的谩骂。

听觉器官（śravaṇendriya）也应置于自我的驭下。常人听到赞美时会开心，听到批评时会不悦。要把听觉器官置于自我的驭下，无论赞美还是批评，都入不了瑜伽士的耳。

第 5 节

शीतं चापि तथा चोष्णं यन्मनस्संस्पर्शयोगतः ।

तस्मात्प्रत्याहरेदेतदात्मन्येव वशं नयेत् ।।५।।

śītaṃ cāpi tathā coṣṇaṃ yanmanassaṃsparśayogataḥ /

tasmātpratyāharedetadātmanyeva vaśaṃ nayet //5//

触觉经验冷热。把心意从触觉对象中摄回，置于自我的驭下。

即或酷热与极冷加身，也要收摄触觉器官(tvagindriya)，保持平静。

第 6 节

सुगन्धे वाऽपि दुर्गन्धे मनो घ्राणेषु जायते ।

तस्मात्प्रत्याहरेदेतदात्मन्येव वशं नयेत् ।।६।।

sugandhe vāpi durgandhe mano ghrāneṣu jāyate /

tasmātpratyāharedetadātmanyeva vaśaṃ nayet //6//

嗅觉经验香臭。把心意从嗅觉对象中摄回，置于自我的驭下。

嗅觉器官(ghrāṇendriya)总是被好闻的气味吸引，而排斥难闻的气味。嗅觉器官为自我控制时，无论气味好坏，瑜伽士都能保持平静。

第7节

मधुराम्लकतिक्तादिरसं गतं यदा मनः ।

तस्मात्प्रत्याहरेदेतदात्मन्येव वशं नयेत् ।।७।।

madhurāmlakatiktādirasaṃ gataṃ yadā manaḥ /

tasmātpratyāharedetadātmanyeva vaśaṃ nayet //7//

把心意从甜、酸、苦等味道中摄回，置于自我的驭下。

味觉器官（rasanendriya）总被六味（rasas）吸引。经过制感训练，味觉器官得被收摄，瑜伽士对任何味道都无动于衷。

इति श्रीघेरण्डसंहितायां प्रत्याहारप्रयोगो नाम चतुर्थोपदेशः /

iti śrī gheraṇḍasaṃhitāyāṃ pratyāhāraprayago nāma caturthopadeśaḥ /

《格兰达本集》第四章就此结束。

第五章 Part V 调息法

पञ्चमोपदेशः

Pañcamopadeśaḥ

现在进入第五章。

第 1 节

अथातः संप्रवक्ष्यामि प्राणायामस्य सद्विधिम् ।

यस्य साधनमात्रेण देवतुल्यो भवेन्नरः ।।१।।

athātaḥ saṃpravakṣyāmi prāṇāyāmasya sadvidhim /

yasya sādhanamātreṇa devatulyo bhavennaraḥ //1//

现在讲解正确的调息技术。唯有凭借调息的实践，人才能变得像神一样（强大）。

第 2 节

आदौ स्थानं तथा कालं मिताहारं तथापरम् ।

नाडीशुद्धिं ततः पश्चात्प्राणायामं च साधयेत् ।।२।।

ādau sthānaṃ tathā kālaṃ mitāhāraṃ tathāparam /

naḍīśuddhiṃ tataḥ paścātprāṇāyāmaṃ ca sādhayet //2//

先要选择合适的地点和时间，还要平衡膳食；然后净化经脉；最后再练习调息。

《格兰达本集》第五章专门讲述格达斯塔瑜伽的第五支。格兰达一开始就明确表示，有必要学习调息的正确方法（V / 1），只有这样，才能取得调息的成功。

开始调息前，必须要注意四个重要的先决条件。这些条件分别是：

1. 为练习调息选择合适的地方。

2. 掌握调息的时间规律，选择合适的调息时间。

3. 领会平衡膳食（mitāhāra）思想，践行平衡膳食。

4. 净化经脉（nāḍī śuddhi）。

值得注意的是，这里，经脉净化并没有归在调息的范畴内。在《哈达瑜伽之光》（Ⅱ / 6—10）中，经脉净化也非常重要，但它被直接称为调息。

根据经文所述，经脉净化只是一种预备练习，而不是调息本身。斯瓦特玛拉摩所谓的住气，即格兰达所谓的调息（《哈达瑜伽之光》Ⅱ / 44；《格兰达本集》V / 45）。

斯瓦特玛拉摩和其他瑜伽文本的作者们也重视瑜伽修习的地点选择以及膳食平衡。膳食不平衡，甚至被《瓦希斯塔本集》（Ⅲ / 38）视为是瑜伽道路上的障碍。其他瑜伽文本则以平衡膳食为取得调息成功的必要条件。

在《格兰达本集》和《哈达瑜伽之光》中，都有关于练习地点选择的详尽讨论。

格兰达还提到，调息要想取得成功，练习时间必须合适。可以说，这对瑜伽修习者有一种非常特殊的意义。调息的成功取决于四点：合适的地点、合适的时间、平衡膳食、经脉净化。

第3节

दूरदेशे तथाऽरण्ये राजधान्यां जनान्तिके ।

योगारम्भं न कुर्वीत कृतश्चेत्सिद्धिहा भवेत् ।।३।।

dūradeśe tathā'raṇye rājadhānyāṃ janāntike /

yogārambhaṃ na kurvīta kṛtaścetsiddhihā bhavet //3//

不要在僻远的地方、在森林里、在稠人广众之中练习瑜伽。否则必遭失败。

第4节

अविश्वासं दूरदेशे अरण्ये रक्षिवर्जितम् ।

लोकारण्ये प्रकाशश्च तस्मात्त्रीणि विवर्जयेत् ।।४।।

aviśvāsaṃ dūradeśe araṇye rakṣīvarjitam /

lokāraṇye prakāśaśca tasmāttrīṇi vivarjayet //4//

僻远（未知）的地方缺乏安全，森林里缺乏保护（有野兽），稠人广众之中没有秘密和隐私。因此，要避开这些地方。

第5节

सुदेशे धार्मिके राज्ये सुभिक्षे निरुपद्रवे ।
कृत्वा तत्रैकं कुटीरं प्राचीरैः परिवेष्टितम् ।।५।।

sudeśe dhārmike rājye subhikṣe nirupadrave /
kṛtvā tatraikaṃ kuṭīraṃ prācīraiḥ pariveṣṭitam //5//

邻人本分、施舍易得、无人打扰的地方，就是好地方。要选择这样的地方搭建小屋，并筑围墙，做好保护。

第6节

वापीकूपतडागं च प्राचीरमध्यवर्ति च ।
नात्युच्चं नातिनिम्नं च कुटीरं कीटवर्जितम् ।।६।।

vāpīkūpataḍāgaṃ ca pracīramadhyavarti ca /
nātyuccaṃ nātinimnaṃ ca kuṭīraṃ kīṭavarjitam //6//

围墙中央须掘梯井、水井或水池。小屋要不高不矮，无蚊虫滋扰。

第7节

सम्यग्गोमयलिप्तं च कुटीरं तत्र निर्मितम् ।
एवं स्थानेषु गुप्तेषु प्राणायामं समभ्यसेत् ।।७।।

samyaggomayaliptaṃ ca kuṭīraṃ tatra nirmitam /
evaṃ sthāneṣu gupteṣu prāṇāyāmaṃ samabhyaset //7//

小屋要仔细糊上牛粪，要修得隐秘。如此，便能好好调息。

格兰达讨论了地点的选择和小屋的建造。对此两点，《哈达瑜伽之光》（Ⅰ/12—13）也有讨论。

《哈达瑜伽之光》对地点和小屋的讨论，在《格兰达本集》中几乎都有体现。在此基础上，格兰达还提出了一些新的观点：

1. 僻远之地，没有熟人，不是瑜伽修习之所。

2. 森林也不是练习瑜伽的地方，因为那里有野兽出没，置身其中则性命不保，势必整日提心吊胆。可能正是出于这方面的考虑，格兰达建议用高墙把瑜伽小屋围起来。在《哈达瑜伽之光》中，斯瓦特玛拉摩也有同样的论述。

3. 人太多的地方也要避开。瑜伽练习是一个人的事情。

《格兰达本集》是在讨论地点的时候，一并讨论了小屋。而《哈达瑜伽之光》（Ⅰ/12—13）则单独提出了“理想小屋”的概念，并予以单独讨论。

第 8 节

हेमन्ते शिशिरे ग्रीष्मे वर्षायां च ऋतौ तथा ।

योगारम्भं न कुर्वीत कृते योगो हि रोगदः ।।८।।

hemante śiśire grīṣme varṣāyāṃ ca ṛtau tathā /

yogārambhaṃ na kurvīta kṛte yogo hi rogadaḥ //8//

不要在初冬、严冬和夏季练习瑜伽。在这几个季节里练习瑜伽，会引发种种疾病。

第 9 节

वसन्ते शरदि प्रोक्तं योगारम्भं समाचरेत् ।

तदा योगी भवेत्सिद्धो रोगान्मुक्तो भवेद्ध्रुवम् ।।९।।

vasante śaradi prokataṃ yogārambhaṃ samācaret /

tadā yogī bhavetsiddho rogānmukto bhaveddhruvam //9//

春秋两季是练习瑜伽的季节。在这样的季节练习瑜伽，不仅事半功倍，还不会生病。

第 10 节

चैत्रादिफाल्गुनान्ते च माघादिफाल्गुनान्तिके ।

द्वौ द्वौ मासावृतुभागावनुभावश्चतुश्चतुः ।।१०।।

caitrādiphālgunānte ca māghādiphālgunāntike /

dvau dvau māsāvṛtubhāgāvanubhāvaścatuścatuḥ //10//

（传统上，）每季两个月。但从瑜伽练习的实际效果出发，每季应该是四个月。以两个月为一季，则从三月起算，终于（来年）二月；以四个月为一季，则从一月起算，亦终于（来年）二月。

第 11 节

वसन्तश्चैत्रवैशाखौ ज्येष्ठाषाढा च ग्रीष्मकौ ।
वर्षाश्रावणभाद्राभ्यां शरदाश्विनकार्तिकौ ।
मार्गपौषौ च हेमन्तः शिशिरो माघफाल्गुनौ ।।११।।
vasantaścaitravaiśākhau jyeṣṭhāṣāḍhā ca grīṣmakau /
varṣāśrāvaṇabhādrābhyāṃ śaradāśvinakārtikau /
mārgapauṣau ca hemantaḥ śiśiro māghaphālgunau //11//

（以两个月为一季：）三、四月春季；五、六月夏季；七、八月雨季；九、十月秋季；十一、十二月初冬；（来年）一、二月严冬。

第 12 节

अनुभावं प्रवक्ष्यामि ऋतूनां च यथोदितम् ।
माघादिमाधवान्तेषु वसन्तानुभवं विदुः ।।१२।।
anubhāvaṃ pravakṣyāmi ṛtūnāṃ ca yathoditam /

māghādimādhavānteṣu vasantānubhavaṃ viduḥ //12//
（以四个月为一季：）一月至四月，练习效果等同春季。

第13节

चैत्रादि चाषाढान्तं च निदाघानुभवं विदुः ।
आषाढादि चाश्विनान्तं प्रावृषानुभवं विदुः ।।१३।।
caitrādi cāṣāḍhāntaṃ ca nidāghānubhavaṃ viduḥ /
āṣāḍhādi cāśvinānta़ṃ prāvṛṣānubhavaṃ viduḥ //13//
三月至六月，练习效果等同夏季。六月至九月，练习效果等同雨季。

第14节

भाद्रादि मार्गशीर्षान्तं शरदोऽनुभवं विदुः ।
कार्तिकान्माघमासान्तं हेमन्तानुभवं विदुः ।
मार्गादींश्चतुरो मासाञ्शिशिरानुभवं विदुः ।।१४।।
bhādrādi mārgaśīrṣāntaṃ śarado'nubhavaṃ viduḥ /
kārtikānmāghamāsāṇtaṃ hemantānubhavaṃ viduḥ /
mārgādīṃścaturo māsāñśiśirānubhavaṃ viduḥ //14//
八月至十一月，练习效果等同秋季。十月至（来年）一月，练习效果等同初冬（季）。十一月至（来年）二月，练习效果等同严冬（季）。

第 15 节

वसन्ते वापि शरदि योगारम्भं तु समाचरेत् ।

तदा योगो भवेत्सिद्धो विनाऽऽयासेन कथ्यते ।।१५।।

vasante vāpi śaradi yogārambhaṃ tu samācaret /

tadā yogo bhavetsiddho vinā'' yāsena kathyate //15//

“春秋两季是练习瑜伽的季节”中的“春秋两季”，系就练习效果而言，均应理解为四月之季。

本章第 8—15 节讨论了调息法练习的时间选择问题。而这里的“时间”，主要指季节。

我们知道，印度一年有六季，每季的持续时间是两个月。在此，格兰达提到了重要的一点。他说，虽然一季的时间是两个月，但从瑜伽练习的效果来看，一季其实有四个月。

格兰达先介绍了基于印度历的季节划分，而后又介绍了基于瑜伽练习效果的季节划分。

如今，纵是印度人，也不了解印度历了。他们熟知的，是西方历法。可即便如此，印度的传统节日，还依然以印度历为准。

在西方的观念中，一年只有四季。但在印度传统中，一年却有六季。所以，不是印度的每个季节都能在别国语言，如英文中找到相应的词来表示。印度传统的季节划分及格兰达出于瑜伽练习目的的季节划分，列表如下：

序号	季节	对应月份 （传统季）	对应月份 （瑜伽季）
1	春季	三月 四月	一月 二月 三月 四月
2	夏季	五月 六月	三月 四月 五月 六月
3	雨季	七月 八月	六月 七月 八月 九月
4	秋季	九月 十月	八月 九月 十月 十一月
5	初冬	十一月 十二月	十月 十一月 十二月 （来年）一月
6	严冬	（来年）一月 （来年）二月	十一月 十二月 （来年）一月 （来年）二月

据格兰达说，在春季和秋季练习调息，最容易获得成功。他的意思是，要在这两个季节开始调息练习。而一旦开始，便可以继续下去，而不受季节影响。

第 16—19 节

मिताहारं विना यस्तु योगारम्भं तु कारयेत् ।

नानारोगो भवेत्तस्य किंचिद्योगो न सिध्यति ॥१६॥

mitāhāraṃ vinā yastu yogārambhaṃ tu kārayet /

nānārogo bhavettasya kiṃcidyogo na siddhyati //16//

शाल्यन्नं यवपिष्टं वा तथा गोधूमपिष्टकम् ।

मुद्गं माषचणकादि शुभ्रं च तुषवर्जितम् ॥१७॥

śālyannaṃ yavapiṣṭaṃ vā tathā godhūmapiṣṭakam /

mudgaṃ māṣacaṇakādi śubhraṃ ca tuṣavarjitam //17//

पटोलं सुरणं मानं कक्कोलं च शुकाशकम् ।

द्राढिकां कर्कटीं रम्भां डुम्बरीं कण्टकण्टकम् ॥१८॥

paṭolaṃ suraṇaṃ mānaṃ kakkolaṃ ca śukāśakam /

drāḍhikāṃ karkaṭīṃ rambhāṃ ḍumbarīṃ kaṇṭakaṇṭakam //18//

आमरम्भां बालरम्भां रम्भादण्डं च मूलकम् ।

वार्ताकीं मूलकं ऋद्धिं योगी भक्षणमाचरेत् ॥१९॥

āmarambhāṃ bālarambhāṃ rambhādaṇḍaṃ ca

mūlakam /

vārtākīṃ mūlakaṃ ṛddhiṃ yogī bhakṣaṇamācaret //19//

若膳食不平衡，无论谁练习瑜伽，都会饱受疾病折磨，且不会有任何成效。大米、大麦粉、小麦粉，绿豆、黑豆、马豆等（去壳）；尖葫芦、菠萝蜜、芋头、荜澄茄、苦瓜、海芋、黄瓜、芭蕉、无花果、苋菜等；熟香蕉、青香蕉、香蕉茎、香蕉根、茄子、萝卜——瑜伽士应该吃这些东西。

第 20 节

बालशाकं कालशाकं तथा पटोलपत्रकम् ।

पञ्चशाकं प्रशंसीयाद्वास्तूकं हिमलोचिकाम् ॥२०॥

bālaśākaṃ kālaśākaṃ tathā paṭolapatrakam /

pañcaśākaṃ praśaṃsīyādvāstūkaṃ himlocikām //20//

也可食用绿色及深色的新鲜蔬菜，如蛇瓜叶、菠菜、水田芥等。适合瑜伽练习者食用的叶子蔬菜有五种。

第 21 节

शुद्धं सुमधुरं स्निग्धमुदरार्धविवर्जितम् ।

भुज्यते सुरसंप्रीत्या मिताहारमिमं विदुः ॥२१॥

śuddhaṃ sumadhuraṃ snigdhamudarārdhavivarjitam /

bhujyate surasaṃprītyā mitāhāramimaṃ viduḥ //21//

食用干净、甘甜、滑润的食物。每次进食，都要留一半的胃容量，还要有取悦神的心态。这就是平衡膳食。

第 22 节

अन्नेन पूरयेदर्धं तोयेन तु तृतीयकम् ।

उदरस्य तुरीयांशं संरक्षेद्वायुचारणे ।।२२।।

annena pūrayedardhaṃ toyena tu tṛtīyakam /

udarasya turīyāṃśaṃ saṃrakṣedvāyucāraṇe //22//

胃容量的一半装固体食物，四分之一装汤水，余下四分之一应留空，以使气（自由）流动[①]。

第 23—26 节

कट्वम्लं लवणं तिक्तं भृष्टं च दधितक्रकम् ।

शाकोत्कटं तथा मद्यं तालं च पनसं तथा ।।२३।।

kaṭvamlaṃ lavaṇaṃ tiktaṃ bhṛṣṭaṃ ca dadhitakrakam /

śākotkaṭaṃ tathā madyaṃ tālaṃ ca panasaṃ tathā //23//

कुलत्थं मसुरं पाण्डुं कूष्माण्डं शाकदण्डकम् ।

---

① “使气（自由）流动”，系出于调息目的。——译者

तुम्बीकोलकपित्थं च कण्टबिल्वं पलाशकम् ।।२४।।

kulattham masuram pāṇḍuṃ kūṣmāṇḍaṃ śākadaṇḍakam /

tumbīkolakapitthaṃ ca kaṇṭabilvaṃ palāśakam //24//

कदम्बं जम्बीरं बिम्बं लकुचं लशुनं विषम् ।

कामरङ्गं पियालं च हिङ्गुशाल्मलिकेमुकम् ।।२५।।

kadambaṃ jambīraṃ bimbaṃ lakucaṃ laśunaṃ viṣam /

kāmaraṅgaṃ piyālaṃ ca hiṅguśālmalikemukam //25//

योगारम्भे वर्जयेच्च पथिस्त्रीवह्निसेवनम् ।।२६।।

yogārambhe varjayecca pathistrīvahnisevanam //26//

练习初期，要避免食用苦的、酸的、咸的、刺激性的、烤制的食物；避免食用凝乳、酪乳、苦味叶菜、葡萄酒、槟榔、菠萝蜜；避免食用马豆、红扁豆、洋葱、红南瓜、叶菜梗、葫芦、浆果、象橘、曼陀罗花、波罗奢花；避免食用迦昙婆果、香橼、苹婆、面包果、大蒜、莲花、大高良姜、杨桃、山楼子、阿魏、木棉花、螺旋姜。练习初期，还要避免长途旅行、女子陪伴、烤火取暖。

第 27—28 节

नवनीतं घृतं क्षीरं शर्कराद्यैक्षवं गुडम् ।

पक्वरम्भां नारिकेलं दाडिम्बमशिवासवम ।

द्राक्षा तु लवलीं धात्रीं रसमम्लविवर्जितम् ।।२७।।

navanītaṃ ghṛtaṃ kṣīraṃ śarkarādyaikṣavaṃ guḍam /

pakvarambhāṃ nārikelaṃ dāḍimbamaśivāsavam /

drākṣāṃ tu lavalīṃ dhātrīṃ rasamamlavivarjitam //27//

एलाजातिलवङ्गं च पौरुषं जम्बुजाम्बलम् ।

हरीतकीं च खर्जूरं योगी भक्षणमाचरेत् ।।२८।।

elājātilavaṅgaṃ ca pauruṣaṃ jambujāmbalam /

harītakīṃ ca kharjūraṃ yogī bhakṣaṇamācaret //28//

黄油、酥油、牛奶、甘蔗、粗糖、熟香蕉、椰子、石榴汁、葡萄、释迦果、醋栗、无酸果汁、小豆蔻、肉豆蔻、丁香、无花果、酪梨、莲雾、诃子、枣——瑜伽士应该吃这些东西。

第 29 节

लघुपाकं प्रियं स्निग्धं तथा धातुप्रपोषणम् ।

मनोभिलषितं योग्यं योगी भोजनमाचरेत् ।।२९।।

laghupākaṃ priyaṃ snigdhaṃ tathā dhātupraposaṇam /

manobhilaṣitaṃ yogyaṃ yogī bhojanamācaret //29//

适合瑜伽士吃的食物，既要容易消化、可口、滑润、有营养，还要为心意所喜、为习俗所容。

第 30 节

कठिनं दुरितं पूतिमुष्णं पर्युषितं तथा ।
अतिशीतं चातिचोष्णं भक्ष्यं योगी विवर्जयेत् ।।३०।।

kaṭhinaṃ duritaṃ pūtimuṣṇaṃ paryuṣitaṃ tathā /
atiśītaṃ cāticoṣṇaṃ bhakṣyaṃ yogī vivarjayet //30//

要避免难以消化的、产热的、被污染的、腐烂的、不新鲜的、太冷或太热的食物。

第 31 节

प्रातःस्नानोपवासादि कायक्लेशविधिं तथा ।
एकाहारं निराहारं यामान्ते च न कारयेत् ।।३१।।

pratāḥsnānopavāsādi kāyakleśavidhiṃ tathā /
ekāhāraṃ nirāhāraṃ yāmānte ca na kārayet //31//

不要在清晨洗澡，不要禁食。要避免任何给身体带来疼痛的练习。不要只吃一顿或者一顿也不吃，也不要每三小时就吃一顿（即不要频繁进食）。

第 32 节

एवं विधिविधानेन प्राणायामं समाचरेत् ।
आरम्भे प्रथमे कुर्यात्क्षीराज्यं नित्यभोजनम् ।

मध्याह्ने चैव सायाह्ने भोजनद्वयमाचरेत् ।।३२।।

evaṃ vidhividhānena prāṇāyāmaṃ samācaret /

ārambhe prathame, kuryātkṣirājyaṃ nityabhojanam /

madhyāhne caiva sāyāhne bhojanadvayamācaret //32//

练习调息，要守规则。初练瑜伽时，每日进食，首先要喝牛奶和酥油。每天只吃两顿饭，中午和晚上各一顿。

在哈达瑜伽中，平衡膳食很重要。合适的膳食，对瑜伽练习的心态很重要，因为人们认为，瑜伽的思维模式由食物生成。正所谓"吃什么就成为什么"。

我们的性格和思想，会与我们所吃的食物的类型趋于一致。《薄伽梵歌》从膳食对思想影响的角度，论述了膳食的重要性。根据《薄伽梵歌》（17 / 7），食物可分为三类，即萨埵型（善良型）、罗阇型（激情型）和答磨型（愚昧型），它们分别为萨埵型、罗阇型和答磨型的人所喜爱。据此，《薄伽梵歌》只推荐萨埵型的食物。

查兰达斯（Swami Charandas）也把食物分为萨埵型、罗阇型和答磨型三类，他推荐人们食用萨埵型的食物，并且控制饮食。查兰达斯还就食用量提出一个实用的建议：吃多少食物应由食物对个体的影响来决定。既满足了食欲，又不感觉到疲倦，就算是吃得刚刚好。如果还有食欲，那就意味着吃得少了；如果感到疲倦，那就表明吃得多了。

《格兰达本集》和《哈达瑜伽之光》没有采取上述食物分类方法，但都讨论了平衡膳食的重要性，并从以下几个方面，讨论了与进食相关的规则：

1. 食物的性质

2. 进食的量

3. 进食时的精神状况

食物的性质，已在本章第17—20、23—25节以及27—30节中讨论过了。食物被分为有益的和有害的。其中一些现在已经没有了，或者不知道它们到底是什么了。但有一件事是清楚的，即瑜伽士吃的东西必须是容易消化的。非素食，被明确禁止；饮酒，被认为有害。

进食的量，也是一个需要讨论的问题。格兰达用一节经文解释量的概念。他建议，一半是固体食物，四分之一是汤水，余下的四分之一留空，以使气（自由）流动。如果胃里大部分都是固体食物，生命气运动的空间很少，就会产生消化问题。

饮食时的精神状况，也起着非常重要的作用。进食时，如果心情不愉快或愤怒，吃下去的食物就不会对身体产生预期的效果。吃东西是为了取悦你的自我，真正接受并享受食物的也是你的自我。进食不应只凭喜好。根据印度传统，无论什么食物摆在面前，都不能侮辱它，而要怀着敬意吃掉它。据说，“食物是至上之梵”。

与《薄伽梵歌》不同，格兰达不建议禁食、节食、暴饮暴食或每三小时吃一顿（即频繁进食）。

《薄伽梵歌》中没有平衡膳食的概念，它说的是“适当的食物”（yuktāhāra），其实是一个意思。

《瓦希斯塔本集》（Ⅰ/50）将进食的量，与个体所处的生命阶段挂钩。

不要忘记一个基本的事实：平衡膳食的具体要求，因瑜伽实践的变化而变化。例如，在调息阶段，平衡膳食意味着每天喝牛奶和酥油，并且每天只吃两餐（Ⅴ/3）。格兰达警告那些练习调息法而不遵守平衡膳食的人：不但不会取得任何瑜伽成就，还会罹患各种疾病（Ⅴ/19）。

第 33 节

कुशासने मृगाजिने व्याघ्राजिने च कम्बले ।

स्थूलासने समासीनः प्राङ्मुखो वाप्युदङ्मुखः।

नाडीशुद्धिं समासाद्य प्राणायामं समभ्यसेत् ।।३३।।

kuśāsane mṛgājine vyāghrājine ca kambale /

sthūlāsane samāsīnaḥ prańmukho vāpyudańmukhaḥ /

nādīśuddhiṃ samāsādya prāṇāyāmaṃ samabhyaset //33//

以吉祥草、鹿皮、虎皮或厚毯子为席，端坐其上，面

朝东方或北方。先行经脉净化，再行调息。

第 34 节

नाडीशुद्धिं कथं कुर्यान्नाडीशुद्धिस्तु कीदृशी ।
तत्सर्वं श्रोतुमिच्छामि तद्वदस्व दयानिधे ।।३४।।

nāḍīśuddhim kathaṃ kuryānnāḍīśuddhistu kīdṛśī /
tatsarvaṃ śrotumicchāmi tadvadasva dayānidhe //34//

哦，仁慈的老师！什么是经脉净化？如何行经脉净化？我希望了解这一切。请您教导我吧。

第 35 节

मलाकुलासु नाडीषु मारुतो नैव गच्छति ।
प्राणायामः कथं सिध्येत्तत्त्वज्ञानं कथं भवेत् ।
तस्मान्नाडीशुद्धिमादौ प्राणायामं ततोऽभ्यसेत् ।।३५।।

malākulāsu nāḍīśu māruto naiva gacchati /
prāṇāyāmaḥ kathaṃ sidhyettattvajñānaṃ kathaṃ bhavet /
tasmānnāḍīśuddhimādau prāṇāyāmaṃ tato'bhyaset //35//

如果经脉里满是杂秽，瓦予就不能顺畅运行，调息如何完成？知识如何可能？因此，要先行经脉净化，再行调息。

第 36 节

नाडीशुद्धिर्द्विधा प्रोक्ता समनुर्निर्मनुस्तथा ।

बीजेन समनुं कुर्यान्निर्मनुं धौतिकर्मणा ।।३६।।

nāḍīśuddhirdvidhā proktā samanurnirmanustathā /

bījena samanuṃ kuryānnirmanuṃ dhautikarmaṇā //36//

据说，经脉净化有两种方式：萨马奴和尼马奴。萨马奴经脉净化，借助曼陀罗来完成；尼马奴经脉净化，不借助曼陀罗，而通过身体的净化等方式来完成。

第 37 节

धौतिकर्म पुरा प्रोक्तं षट्कर्मसाधने यथा ।

श्रुणुष्व समनुं चण्ड नाडीशुद्धिर्यथा भवेत् ।।३७।।

dhautikarma purā proktaṃ ṣaṭkarmasādhane yathā /

śruṇuṣva samanuṃ caṇḍa nāḍīśuddhiryathā bhavet //37//

什么是清洁法，我在讲解六大清洁法的时候已经讲过了。哦，羯达！现在，我为你讲解如何利用曼陀罗实现经脉净化。

第 38 节

उपविश्यासने योगी पद्मासनं समाचरेत् ।
गुर्वादिन्यासनं कुर्याद्यथैव गुरुभाषितम् ।
नाडीशुद्धिं प्रकुर्वीत प्राणायामविशुद्धये ।।३८।।

upaviśyāsane yogī padmāsanaṃ samācaret /
gurvādinyāsanaṃ kuryādyathaiva gurubhāṣitam /
nāḍīśuddhiṃ prakurvīta prāṇāyāmaviśuddhaye //38//

行莲花坐，内心祈请古鲁及诸神驾临。然后，遵照古鲁的教导行经脉净化，为调息做好准备。

第 39 节

वायुबीजं ततो ध्यात्वा धूम्रवर्णं सतेजसम् ।
चन्द्रेण पूरयेद्वायुं बीजं षोडशकैः सुधीः ।।३९।।

vāyubījaṃ tato dhyātvā dhumravarnaṃ satejasam /
candreṇa pūrayedvāyuṃ bījaṃ ṣoḍaśakaiḥ sudhīḥ //39//

冥想风元素的种子曼陀罗央姆——它呈烟色，有光泽。左脉（月脉，左鼻腔）吸气，心中默诵央姆 16 次。

第 40 节

चतु:षष्ट्या मात्रया च कुम्भकेनैव धारयेत् ।
द्वात्रिंशन्मात्रया वायुं सूर्यनाड्या च रेचयेत् ।।४०।।

catuḥṣaṣṭyā mātrayā ca kumbhakenaiva dhārayet /
dvātriṃśanmātrayā vāyuṃ śūryanāḍyā ca recayet //40//

住气，维持 64 个时间单位[①]。然后，心中默诵风元素的种子曼陀罗 32 次，右脉（太阳脉，右鼻腔）呼气。

第 41—42 节

उत्थाप्याग्निं नाभिमूलात् ध्यायेत्तेजोऽवनीयुतम् ।
वह्निबीजषोडशेन सूर्यनाड्या च पूरयेत् ।।४१।।

utthāpyāgniṃ nābhimūlāt dhyāyettejo'vanīyutam /
vahnibījaṣoḍaśena sūryanāḍyā ca pūrayet //41//

चतु:षष्ट्या मात्रया च कुम्भकेनैव धारयेत् ।
द्वात्रिंशन्मात्रया वायुं शशिनाड्या च रेचयेत् ।।४२।।

catuḥṣaṣṭyā mātrayā ca kumbhakenaiva dhārayet /
dvātriṃśanmātrayā vāyuṃ śaśināḍyā ca recayet //42//

从脐根向上升火，冥想火元素和发光的地元素，心中

---

① 一个时间单位即默念一次种子曼陀罗的时间。——译者

默诵火元素的种子曼陀罗朗姆 16 次。太阳脉吸气；住气，维持 64 个时间单位；然后，月亮脉呼气。

第 43—44 节

नासाग्रे शशधृग्बिम्बं ध्यात्वा ज्योत्स्नासमन्वितम् ।
हं (ठं) बीजं षोडशेनैव इडया पूरयेन्मरुत् ।।४३।।

nāsāgre śaśadhṛgbimbaṃ dhyātvā jyotsnāsamanvitam /
haṃ (ṭhaṃ) bījaṃ ṣoḍaśenaiva iḍayā pūrayenmarut //43//

चतुःषष्ट्यया मात्रया च वं बीजनैव धारयेत् ।
अमृतं प्लावितं ध्यात्वा नाडीधौतिं विभावयेत् ।
द्वात्रिंशेन लकारेण दृढं भाव्यं विरेचयेत् ।।४४।।

catuḥṣaṣṭyā mātrayā ca vaṃ bījenaiva dhārayet /
amṛtaṃ plāvitaṃ dhyātvā nāḍīdhautiṃ vibhāvayet/
dvātriṅśena lakāreṇa dṛḍhaṃ bhāvyaṃ virecayet // 44 //

凝视鼻尖，观想月光落在鼻尖上。心中默诵种子曼陀罗特姆。左鼻腔吸气。住气，心中默诵帆姆 64 次；同时观想经脉被甘露充满，获得净化。保持观想，心中默诵拉姆，右鼻腔呼气。

第 45 节

एवंविधां नाडीशुद्धिं कृत्वा नाडीं विशोधयेत् ।

दृढो भूत्वाऽऽसनं कृत्वा प्राणायामं समाचरेत् ।।४५।।

evaṃvidhāṃ nāḍīśuddhiṃ kṛtvā nāḍīṃ viśodhayet /

ḍṛḍho bhūtvā'' sanaṃ kṛtvā prāṇāyāmaṃ samācaret //45//

按此法练习经脉净化，可使经脉得到净化。体位练熟以后，就要练习调息。

经脉净化是调息练习的第四个先决条件。格兰达对练习经脉净化提出了一些特殊的要求：

第一，要选好坐垫。用什么坐垫很重要。适于经脉净化练习的坐垫，通常有四类：吉祥草、鹿皮、虎皮、厚毯子。

不要忘记，在现代社会，鹿皮、虎皮是全世界都禁用的，因此，我们的建议是用吉祥草或厚毯子。

第二，要选对方位。有四个方位，而经脉净化又是一种坐姿练习。因此，有必要选择一个吉祥的方位。印度经典认为，面向东方或北方是吉祥的。

格兰达介绍了经脉净化的两种行法：

第一种是尼马奴经脉净化（nirmanu nāḍīśodhana）。这种净化方法，因其不使用曼陀罗而得名。在梵文中，“尼马奴”的意思是“没有种子音或曼陀罗”。

第二种是萨马奴经脉净化（samanu nāḍīśodhana）。这种净化方法，因其使用曼陀罗而得名。在梵文中，“萨马奴”的意思是“有种子音或曼陀罗”。

在开始练习萨马奴经脉净化之前，须做如下准备：

1. 行莲花坐（V / 38）

2. 祈请古鲁等（V / 38）

关于萨马奴经脉净化，格兰达介绍了两种方法。

在开始实践之前，我们必须要知道诸元素的种子曼陀罗。详见下表：

序号	元素	脉轮	种子曼陀罗	观想
1	空	喉轮	翰姆	
2	风	心轮	央姆	闪亮的烟雾
3	火	脐轮	朗姆	火
4	水	生殖轮	帆姆	
5	地	海底轮	拉姆	

方法 1：左鼻腔吸气 16 个时间单位，同时心中默诵风元素的种子曼陀罗央姆，观想闪亮的烟雾；继续同样的观想，住气 64 个时间单位，心中默念风元素的种子曼陀罗央

姆 64 次；之后，右鼻腔呼气 32 个时间单位，同时默诵风元素的种子曼陀罗央姆 32 次。

然后，再从另一侧鼻腔吸气。右鼻腔吸气，观想从肚脐处升起的火元素和地元素，默诵火元素的种子曼陀罗朗姆；然后，住气 64 个时间单位，心中默诵火元素的种子曼陀罗 64 次；然后，左鼻腔呼气 32 个时间单位，同时默诵火元素的种子曼陀罗朗姆 32 次。

这样，经脉净化的第一种方法就完成了一轮。

方法 2：心意专注，观想落在鼻尖上的月光，左鼻腔吸气 16 个时间单位，心中默念空元素的种子曼陀罗翰姆。

住气，心中默念水元素的种子曼陀罗帆姆 64 次，观想月亮渗出甘露，净化经脉。

右鼻腔呼气 32 个时间单位，心中默念地元素的种子曼陀罗拉姆，继续专注于落在鼻尖上的月光。

右鼻腔吸气 16 个时间单位，继续专注于落在鼻尖上的月光，心中默念地元素的种子曼陀罗拉姆。

住气 64 个时间单位，心中默念水元素的种子曼陀罗帆姆，观想月亮渗出甘露，净化经脉。

住气后，左鼻腔呼气 32 个时间单位，默诵空元素种子曼陀罗翰姆。呼气时，继续专注于落在鼻尖上的月光。

这样，经脉净化的第二种方法就完成了一轮。重复相同的步骤，做更多轮。

有必要告诉我们的读者，几乎所有已出版的文本，在描述从左鼻腔吸气时都提到了种子曼陀罗特姆（ṭhaṃ）。令人惊讶的是，特姆这一种子曼陀罗并不对应任何元素。只有一本经典，查曼·拉尔·高塔（Chaman Lal Gautam）翻译的《格兰达本集》[①]，称特姆为空元素的种子曼陀罗。

据现代注释者说，用种子曼陀罗翰姆代替特姆似乎更加合适，特姆或系誊抄之误。

以上两种经脉净化法，都提到了种子曼陀罗以及它们对应的元素。第一种方法中，种子曼陀罗和元素都提到了。第二种方法，只提到了代表元素的种子曼陀罗。

格兰达认为经脉净化不同于调息（V / 45），但却以住气为调息的同义词（V / 46）。

第 46 节

सहितः सूर्यभेदश्च उज्जायी शीतली तथा ।

भस्त्रिका भ्रामरी मूर्च्छा केवली चाष्ट कुम्भकाः ।।४६।।

sahitaḥ sūryabhedaśca ujjāyī śītalī tathā /

bhastrikā bhrāmarī mūrcchā kevalī cāṣṭa kumbhakāḥ //46//

---

① *Gheraṇḍa Saṃhitā*, tr. Chaman Lal Gautam, Sanskriti Sansthana, Bareilly, 1974, V / 42.

有八种住气法：联结式住气法、太阳脉贯穿法、乌加依住气法、嘶声住气法、风箱式住气法、嗡声住气法、眩晕住气法、自发式住气法。

我们在《哈达瑜伽之光》和《哈达珠串》中发现了八种住气法，格兰达也列举了八种住气法：

1. 联结式住气法（又分持咒式住气法和非持咒式住气法）
2. 太阳脉贯穿法
3. 乌加依住气法（又称喉式呼吸法、最胜住气法）
4. 嘶声住气法
5. 风箱式住气法
6. 嗡声住气法（又称黑蜂住气法）
7. 眩晕住气法
8. 自发式住气法

《哈达瑜伽之光》中的两种住气法——清凉住气法（sītakāri）和漂浮住气法（plāvinī），《格兰达本集》未收。《格兰达本集》却收录了另外两种住气法，即联结式住气法和自发式住气法。格兰达似乎想要凑足八种住气法。原因为何，不好确定，也许八是一个吉祥数字。八正道、八支瑜伽、八种住气法，里面都有个八字。《哈达瑜伽之光》和《格兰达本集》中的住气法都是八种，但名字却不同。《格兰达本集》中的八种住气法包括联结式住气法和自发式住气法，而不包括清凉住气法和漂浮住气法。可以说，此八种住气法与彼八种住气法，只是数量相同，具体的名称和行法并不完全一致。

读者须知：经文中只列出八种住气法，并不意味着只有八种住气法。

第 47 节

सहितो द्विविधः प्रोक्तः सगर्भश्च निगर्भकः ।

सगर्भो बीजमुच्चार्य निगर्भो बीजवर्जितः ।।४७।।

sahito dvividhaḥ proktaḥ sagarbhaśca nigarbhakaḥ /

sagarbho bījamuccārya nigarbho bījavarjitaḥ //47//

联结式住气法分为两种：持咒式住气法和非持咒式住气法。持咒式住气法，要通过曼陀罗的念诵来完成；非持咒式住气法，则不运用任何曼陀罗。

格兰达介绍了两种不同的联结式住气法，即持咒式住气法和非持咒式住气法。持咒式住气法和非持咒式住气法之间的主要区别，在于是否运用种子曼陀罗。咒，即咒语，或唵（praṇava），或种子曼陀罗。

调息实践中的种子曼陀罗，自古以来都非常流行。除《瑜伽经》和《哈达瑜伽之光》以外的几乎所有瑜伽文本在描述调息法时，都提到了种子曼陀罗或唵。诸奥义书对调息中曼陀罗的运用也给予了足够的重视。《牧牛尊者百论》[①]作为第一个系统的哈达瑜伽文本，则讨论了唵声曼陀罗的调息法（praṇvātmaka prāṇāyāma）。《瓦希斯塔本集》[②]也推荐唵声曼陀罗的调息法。

格兰达八种住气法中的第一种是联接式住气法（sahita kumbhaka）。联结式住气法又分为两种：调息时运用种子曼陀罗的，就是持咒式住气法；不用种子曼陀罗的，就是非持咒式住气法。

我们在《哈达瑜伽之光》中也发现了住气法的分类：联结式住气法和自发式住气法。里面所有的八种住气法都叫作联结式住气法。联结式住气法前以吸气为引，后以呼气为继。《哈达瑜伽之光》规定，联结式住气法中吸气、住气、呼气的时间比例为 1 ∶ 4 ∶ 2。《哈达瑜伽之光》进一步说，长期练习联结式住气法，就可实现自发式住气。自发式住气，不依赖吸气和呼气，更无所谓吸气、住气、呼气的时间比例问题。根据哈达瑜伽文本，住气的时间长短由吸气的时间长短决定——住气时长是吸气时长的四倍。此时长规则并不适用于自发式住气法，因为它不依赖于吸气和

---

① *Gheraṇḍa Saṃhitā*, tr. Chaman Lal Gautam, Sanskriti Sansthana, Bareilly, 1974, V / 42.

② *Vasiśṭha Saṃhitā*, Kaivalyadhama, Lonavala, 1984, Ⅲ / 1, 3.

呼气。自发式住气法是八种住气法即联结式住气法的结果。

而《格兰达本集》中的自发式住气法很不一样，它是八种调息法之一。

第 48 节

प्राणायामं सगर्भं च प्रथमं कथयामि ते ।
सुखासने चोपविश्य प्राङ्मुखो वाऽप्युदङ्मुखः ।
रजोगुणं विधिं ध्यायेद्रक्तवर्णमवर्णकम् ।।४८।।

prāṇāyāmaṃ sagarbhaṃ ca prathamaṃ kathayāmi te /
sukhāsane copaviśya prāṅmukho vā'pyudaṅmukhaḥ /
rajoguṇaṃ vidhiṃ dhyāyedraktavarṇamavarṇakam //48//

首先讲解持咒式调息法。行简易坐坐好，面朝东方或北方，与字母“A”联结。冥想梵天。它有罗阇之德，其色为红。

第 49 节

इडया पूरयेद्वायुं मात्रया षोडशैः सुधीः ।
पूरकान्ते कुम्भकाद्ये कर्तव्यस्तूड्डियानकः ।।४९।।

iḍayā pūrayedvāyuṃ mātrayā ṣoḍaśaiḥ sudhīḥ /
pūrakānte kumbhakādye kartavyastūḍḍiyānakaḥ //49//

聪明的实践者，用左脉（左鼻腔）吸气 16 个时间单位。吸气结束、住气开始时，行脐锁印。

第 50 节

सत्त्वमयं हरिं ध्यात्वा उकारं कृष्णवर्णकम् ।
चतुःषष्ट्या च मात्रया कुम्भकेनैव धारयेत् ।।५०।।

sattvamayaṃ hariṃ dhyātvā ukāraṃ kṛṣṇavarṇakam /
catuḥṣaṣṭyā ca mātrayā kumbhakenaiva dhārayet //50//

住气 64 个时间单位，冥想哈里。它有萨埵之德，其色为黑。

第 51 节

तमोमयं शिवं ध्यात्वा मकारं शुक्लवर्णकम् ।
द्वात्रिंशन्मात्रया चैव रेचयेद्विधिना पुनः ।।५१।।

tamomayaṃ śivaṃ dhyātvā makāraṃ śuklavarṇakam /
dvātriṃśanmātrayā caiva recayedvidhinā punaḥ //51//

右脉（右鼻腔）呼气 32 个时间单位，冥想希瓦。它有答磨之德，其色为白。

第52节

पुनः पिङ्गलयाऽऽपूर्य कुम्भकेनैव धारयेत् ।

इडया रेचयेत्पश्चात् तद्बीजेन क्रमेण तु ।।५२।।

punaḥ piṅgalayā''pūrya kumbhakenaiva dhārayet /

iḍayā recayetpaścāt tadbījena krameṇa tu //52//

右脉（右鼻腔）吸气。住气于内。左脉（左鼻腔）呼气。

联结式持咒调息与经脉净化非常相似。这里，建议实践者面朝东或朝北，行简易坐。唯一的区别是，经脉净化是莲花坐，而这里是简易坐。

吸气、住气和呼气期间，要依次冥想 AUM 的三个字母“A”“U”和“M”。详见下表：

呼吸阶段	字母	鼻腔	时间单元	冥想对象	德性	颜色
吸气	A	左鼻腔	16	梵天	罗阇	红色
住气	U	关闭	64	哈里	萨埵	黑色
呼气	M	右鼻腔	32	希瓦	答磨	白色

《瓦希斯塔本集》（Ⅲ / 5—16）也描述了唵声曼陀罗调息法，可与联结式持咒住气法相比较。详见下表：

呼吸阶段	字母	鼻腔	时间单元	冥想对象	形态	颜色
吸气	A	左鼻腔	16	盖亚曲	小孩	红色
住气	U	关闭	64	妲瑞妮	青年	白色
呼气	M	右鼻腔	32	萨维特瑞	老年	白色

就住气而言，《格兰达本集》和《瓦希斯塔本集》有明显的差异。例如，格兰达说是黑色的，而瓦希斯塔却说是白色。如此等等。另外，“A”“U”和“M”所代表的神祇也有所不同。

第 53 节

अनुलोमविलोमेन वारंवारं च साधयेत् ।
पूरकान्ते कुम्भकान्तं धृतनासापुटद्वयम् ।
कनिष्ठानामिकाङ्गुष्ठैस्तर्जनी मध्यमे विना ।।५३।।
analomavilomena vāraṃvāraṃ ca sādhayet /
pūrakānte kumbhakāntaṃ dhṛtanāsāpuṭadvayam /
kaniṣṭhānāmikāṅguṣṭhaistarjanī madhyame vinā //53//

用鼻腔交替呼吸，反复练习。从吸气结束到住气完成，要用小指、无名指和拇指，而非中指和食指，来关闭鼻腔。

众所周知，住气时，两侧鼻腔都应关闭。而关闭鼻腔时，应该用哪个手指，不应该用哪个手指，也非常值得讨论。关闭鼻腔，只需要三个手指，分别是小指、无名指和拇指。这就意味着不该用中指和食指。格兰达并没有说明为什么禁止使用这些手指。

关于这个问题，瑜伽诸文本都语焉不详。我们需要一些合乎逻辑的解释。众所周知，食指本不是什么好指头，因为指出别人错误时通常使用这一手指。《罗摩功行录》（*Rama Charit Manas*）[①] 中有一个故事。在此书“年轻陛下篇”中，罗摩的兄弟拉什曼（Laxman）说：“这里没有人像白葫芦或红南瓜，谁被食指指到，谁就会死。”这表明食指不吉祥。而之所以禁止中指，是因为这个手指是用来做直肠清洗的。

第 54 节

प्राणायामो निगर्भस्तु विना बीजेन जायते ।
वामजानूपरिन्यस्तं वामपाणितलं भ्रमेत् ।
एकादिशतपर्यन्तं पूरकुम्भकरेचकम् ।।५४।।

---

① 《罗摩功行录》，16 世纪印地语作品，讲述罗摩神的故事。——译者

prāṇāyāmo nigarbhastu vinā bījena jāyate /

vāmajānūparinyastaṃ vāmapāṇitalaṃ bhramet /

ekādiśataparyantaṃ pūrakumbhakarecakam //54//

行联结式非持咒住气法，不用种子曼陀罗。左手掌放在左膝上（用来计算时间单位）。吸气，住气，呼气，从1轮到100轮。

行联结式调息，而不运用任何种子曼陀罗，就是联结式非持咒调息。似乎可以这样理解，行经脉净化或交替呼吸练习，而不运用曼陀罗，就是联结式非持咒调息。据此而论，《格兰达本集》中有三类交替呼吸练习：

1. 运用种子曼陀罗的交替呼吸经脉净化

2. 唵声交替呼吸联结式调息（联结式持咒调息法）

3. 不用唵声曼陀罗或种子曼陀罗的交替呼吸联结式调息（联结式非持咒调息法）

关于时间单位，婆罗门南达在他对《哈达瑜伽之光》的评论（Ⅱ / 12）中，引用了《塞健陀往世书》（*Skanda Purāṇa*）的观点。为了弄清一个时间单位到底有多长，需要以手掌拍打膝盖。但拍几次并不清楚，因为《塞健陀往世书》中没有提到。有鉴于此，婆罗门南达又引用了雅伽瓦卡亚（Yjñavalkya）的话。根据他的引文，手掌要在膝盖上拍打三次——不要快，也不要慢，拍3次为一个时间单位。

这节经文中出现了一个词——ekdiataparyantaṃ，但它的确切含义并不明确。根据注释者的看法，这个词的意思应该是从“1 轮到 100 轮”。其间没有运用任何种子曼陀罗。格兰达建议从 1 轮开始练习，然后逐渐增加到 100 轮。这里有一个差异。《哈达瑜伽之光》建议一次练习 80 轮调息，每天 4 次，总计 320 轮。而格兰达规定只练习 100 轮。

第 55 节

उत्तमा विंशतिर्मात्रा मध्यमा षोडशी स्मृता ।
अधमा द्वादशी मात्रा प्राणायामास्त्रिधा स्मृताः ।।५५।।

uttamā vimśatirmātrā madhyamā ṣoḍaśī smṛtā /
adhamā dvādaśī mātrā prāṇāyāmāstridhā smṛtāḥ //55//

调息有三个阶段。据说，上阶 20 个时间单位；中阶 16 个时间单位；下阶 12 个时间单位。

第 56 节

अधमाज्ज्ञायते घर्मो मेरुकम्पश्च मध्यमात् ।
उत्तमाच्च भूमित्यागस्त्रिविधं सिद्धिलक्षणम् ।।५६।।

adhamājjāyate gharmo merukampaśca madhyamāt /
uttamācca bhumityāgastrividhaṃ siddhilakṣaṇam //56//

下阶调息，会出汗；中阶调息，会经验到脊柱颤抖；上阶调息，发生悬浮。这是调息取得成就的三个标志。

格兰达阐述了调息的进阶思想，这每一个阶段都与时间单位有关。

格兰达将调息的进路分为三阶，这在其他瑜伽文本中也常见，例如《哈达瑜伽之光》（Ⅱ/12）、《瓦希斯塔本集》（Ⅲ/22）、《牧牛尊者百论》（49）、《雅伽瓦卡亚瑜伽》（Ⅵ/24—26）。其他文本只给出了每一阶段的标志及名称，而《格兰达本集》则在此之外还给出了每个阶段对应的时间单位。详见下表：

阶段	时间单位	标志
下阶	12	出汗
中阶	16	脊柱颤抖
上阶	20	悬浮

第 57 节

प्राणायामात्खेचरत्वं प्राणायामाद्रुजां हतिः ।

प्राणायामाच्छक्तिबोधः प्राणायामान्मनोन्मनी ।

आनन्दो जायते चित्ते प्राणायामी सुखी भवेत् ।।५७।।

prāṇāyāmātkhecaratvaṃ prāṇāyāmādrujāṃ hatiḥ /

prāṇāyāmācchaktibodhaḥ prāṇāyāmānmanonmanī /

ānando jāyate citte prāṇāyāmī sukhī bhavet //57//

调息赋予瑜伽士飞行的神力。它消除疾病，唤醒昆达里尼，成就末那摩尼 / 三摩地。瑜伽士心中经验喜乐，变得快乐。

格兰达列举了调息实践的种种好处：

1. 成就逆舌身印（明空身印）

2. 消除疾病

3. 唤醒昆达里尼

4. 成就末那摩尼 / 三摩地

5. 契达（心）经验喜乐

《哈达瑜伽之光》对调息法特别是住气法也阐释得十分详尽。具体内容请参阅《哈达瑜伽之光》（Ⅱ / 10、16、38、40—42）。

第 58 节

कथितं सहितं कुम्भं सूर्यभेदनकं श्रृणु ।

पूरयेत्सूर्यनाड्या च यथाशक्ति बहिर्मरुत् ।।५८।।

kathitaṃ sahitaṃ kumbhaṃ sūryabhedanakaṃ śṛṇu /

pūrayetsūryanāḍyā ca yathāśakti bahirmarut //58//

联结式住气法讲解已毕。现在请听太阳脉贯穿法。行此调息法，要根据个人的能力，尽力用右鼻腔吸气。

第 59 节

धारयेद्बहुयत्नेन कुम्भकेन जलन्धरैः ।
यावत्स्वेदं नखकेशाभ्यां तावत्कुर्वन्तु कुम्भकम् ।।५९।।

dhārayedbahuyatnena kumbhakena jalandharaiḥ /
yāvatsvedaṃ nakhakeśābhyāṃ tāvatkurvantu kumbhakam //59//

做喉锁印；行住气法，努力住气——保持住气，直至出汗。

第 60 节

प्राणोऽपानः समानश्चोदानव्यानौ तथैव च ।
सर्वे ते सूर्यसंभिन्ना नाभिमूलात्समुद्धरेत् ।।६०।।

prāno'pānaḥ samānaścodānavyānau tathaiva ca /
sarve te sūryasaṃbhinnā nābhimūlātsamuddharet //60//

命根气、下行气、遍行气、平行气和上行气，所有这些生命气都与（脐根的）太阳有关，须从脐根升起。

第 61 节

इडया रेचयेत्पश्चाद्धैर्येणाखण्डवेगतः ।

पुनः सूर्येण चाकृष्य कुम्भयित्वा यथाविधि ।।६१।।

iḍayā recayetpaścaddhairyeṇākhaṇḍavegataḥ /

punaḥ sūryeṇa cākṛṣya kumbhayitvā yathāvidhi //61//

通过左脉（左鼻腔）缓慢、均匀呼气，再通过右脉（右鼻腔）吸气，并运用上述技巧住气。

第 62 节

रेचयित्वा साधयेत्तु क्रमेण च पुनः पुनः ।

कुम्भकः सूर्यभेदस्तु जरामृत्युविनाशकः ।।६२।।

recayitvā sādhayettu krameṇa ca punaḥ punaḥ /

kumbhakaḥ sūryabhedastu jarāmṛtyuvināśakaḥ //62//

按上述步骤反复练习。这就是太阳脉贯穿法。它是衰老和死亡的克星。

第 63 节

बोधयेत्कुण्डलीं शक्तिं देहाग्निं च विवर्धयेत् ।

इति ते कथितं चण्ड सूर्यभेदनमुत्तमम् ।।६३।।

bodhayetkuṇḍalīm śaktiṃ dehāgniṃ ca vivardhayet /

iti te kathitaṃ caṇḍa sūryabhedanamuttamam //63//

太阳脉贯穿法唤醒昆达里尼，增强身体之火。哦，羯达！我已授你最好的调息法，它叫太阳脉贯穿法。

八种住气法之中，首先讲到的往往是太阳脉贯穿法。关于此住气法的技巧，各文本所讲几无不同。

右鼻腔（右脉）吸气，然后通过喉锁印（收颔收束法）住气，直到汗水顺着手指和头发流下。之后，左鼻腔（左脉）缓慢、均匀呼气。这样，就完成了一轮太阳脉贯穿法。再开始下一轮：从右鼻腔（右脉）吸气，住气，左鼻腔（左脉）呼气。要一遍又一遍重复练习。练习多少遍，由练习者自行决定。

太阳脉贯穿法有三个重要的益处：唤醒昆达里尼，增强胃火，征服衰老和死亡。

格兰达还提到了五个主要的瓦予，分别是：命根气、下行气、遍行气、平行气和上行气。这五个瓦予与肚脐相关，因此，也与太阳脉相关。所以，所有的瓦予都是温暖的。这是一个重要信息。

第 64 节

नासाभ्यां वायुमाकृष्य मुखमध्ये च धारयेत् ।

हृद्गलाभ्यां समाकृष्य, वायुं वक्त्रे च धारयेत् ।।६४।।

nāsābhyāṃ vāyumākṛṣya mukhamadhye ca dhārayet /

hṛdgalābhyāṃ samākṛṣya, vāyuṃ vaktre ca dhārayet //64//

双侧鼻腔吸气，住气在嘴巴里。然后，从心脏和喉咙处提气，同样住气在嘴巴里。

第 65 节

मुखं प्रक्षाल्य संवन्द्य कुर्याज्जालन्धरं ततः ।

आशक्ति कुम्भकं कृत्वा धारयेदविरोधतः ।।६५।।

mukhaṃ prakṣālya saṃvandya kuryājjālandharaṃ tataḥ /

āśakti kumbhakaṃ kṛtvā dhārayedavirodhataḥ //65//

（用气）漱口，曲颈，做喉锁印。住气适可而止，不要勉强。

第 66 节

उज्जायीकुम्भकं कृत्वा सर्वकार्याणि साधयेत् ।

न भवेत्कफरोगश्च क्रूरवायुरजीर्णकम् ।।६६।।

ujjāyīkumbhakaṃ kṛtvā sarvakāryāṇi sādhayet /

na bhavetkapharogaśca krūravāyurajīrṇakam //66//

行此住气法，可保诸事顺遂。这样的瑜伽士，永不罹

患卡法疾病、风寒、消化不良等。

第 67 节

आमवातः क्षयः कासो ज्वरः प्लीहा न विद्यते ।

जरामृत्युविनाशाय चोज्जायीं साधयेन्नरः ।।६७।।

āmavātaḥ kṣayaḥ kāso jvaraḥ plīhā na vidyate /

jarāmṛtyuvināśāya cojjāyīṃ sādhayennaraḥ //67//

亦不受肠胃胀气、肺结核、咳嗽、发烧、脾脏疾病等困扰。乌加依住气法是衰老和死亡的克星。

遗憾的是，格兰达用了四节（第 64—67 节）的篇幅讨论乌加依调息法，却没有把它的技术交代清楚。至少可以说，格兰达的乌加依调息法并不流行。

然而，此调息法的益处却在《格兰达本集》中交代得极为详尽。以下是乌加依住气法的益处：

1. 诸事顺遂
2. 防治卡法疾病
3. 防治下行气功能失调
4. 防治消化不良
5. 防治腹部问题
6. 防治肺结核

7. 防治咳嗽

8. 防治发烧

9. 防治脾脏疾病

10. 征服衰老和死亡

第 68 节

जिह्वया वायुमाकृष्य चोदरे पूरयेच्छनैः ।

क्षणं च कुम्भकं कृत्वा नासाभ्यां रेचयेत्पुनः ।।६८।।

jihvayā vāyumākṛṣya codare pūrayecchanaiḥ /

kṣaṇaṃ ca kumbhakaṃ kṛtvā nāsābhyāṃ recayetpunaḥ //68//

通过舌头吸气，使气缓慢充满腹部；住气；片刻之后，用鼻腔呼气。

第 69 节

सर्वदा साधयेद्योगी शीतलीकुम्भकं शुभम् ।

अजीर्णं कफपित्तं च नैव तस्य प्रजायते ।।६९।।

sarvadā sādhayedyogī śītalīkumbhakaṃ śubham /

ajīrṇaṃ kaphapittaṃ ca naiva tasya prajāyate //69//

清凉住气法吉祥，须常加练习。练习此法，不患消化不良，不染皮塔和卡法疾病。

《哈达瑜伽之光》中，有两个住气法，即清凉住气法和嘶声住气法，是通过嘴巴吸气，鼻腔呼气的。然而，格兰达却没将嘶声住气法纳入他的八种住气法之中。

在《哈达瑜伽之光》的评注中，婆罗门南达明确指出：“使用嘴巴吸气，但呼气基本上应该只用鼻腔。”关于嘶声住气法，他这样评论：“即使在不做调息练习时，也不要用嘴巴呼气，因为这样不利于健康。”

练习清凉住气法，就不会患上消化不良及与皮塔和卡法相关的疾病。

第 70 节

भस्त्रिका लोहकाराणां यथाक्रमेण संभ्रमेत् ।
तथा वायुं च नासाभ्यामुभाभ्यां चालयेच्छनैः ।।७०।।
bhastrikā lohakārāṇāṃ yathākrameṇa saṃbharamet /
tathā vāyuṃ ca nāsābhyāmubhābhyāṃ cālayecchanaiḥ //70//

就像铁匠拉风箱一样，使气息轻轻穿过两侧鼻腔。这就是圣光调息法。

第 71 节

एवं विंशतिवारं च कृत्वा कुर्याञ्च कुम्भकम् ।

तदन्ते चालयेद्वायुं पूर्वोक्तं च यथाविधि ।।७१।।

evaṃ viṃśtivāraṃ ca kṛtvā kuryācca kumbhakam /

tadante cālayedvāyuṃ pūrvoktaṃ ca yathāvidhi //71//

做 20 次。然后住气，再用上述方法呼气。

第 72 节

त्रिवारं साधयेदेनं भस्त्रिकाकुम्भकं सुधीः ।

न च रोगो न च क्लेश आरोग्यं च दिने दिने ।।७२।।

trivāraṃ sādhayedenaṃ bhastrikākumbhakaṃ sudhīḥ /

na ca rogo na ca kleśa ārogyaṃ ca dine dine //72//

聪明的瑜伽士，每天练习风箱式住气法三次。它使人摆脱疾苦，每日得享健康。

风箱式住气法强调两种实践：

1. 圣光调息

2. 住气

格兰达介绍了六种清洁法，光净脑法就有三种，但没有一种与此处的圣光调息法完全对应。而在《哈达瑜伽之光》中，第六个清洁法（净脑法）就是圣光调息法，其行法与风箱式调息法中的圣光调息法完全相同。

20 次圣光调息法做完，应行住气。住气的方法有两种：

第一种，20 次圣光调息做完，做一次（《哈达瑜伽之光》中的）乌加依住气法。重复三次。[①]

第二种，20 次圣光调息做完，再吸气一次，住气于内。住气完成后，用双侧鼻腔呼气。每天做三次。

第 72 节经文中 trivraṃ 一词，通常意为三次。而《格兰达本集》几乎所有的译者都不约而同地加上了“每一天”的限定。似乎只有加罗特（Gharote）例外。[②]

是“三次”还是“每天三次”，应不存在争议。我们应该援引《哈达瑜伽之光》的解释惯例。既然把《哈达瑜伽之光》（Ⅱ / 11）中的 caturvāram 理解成“一天四次”，此处的 trivraṃ 就应该理解成“一天三次”。不限于三次，也不限于风箱式住气法，所有住气法的练习次数问题，均应照此处理。

第 73 节

अर्धरात्रे गते योगी जन्तूनां शद्ववर्जिते ।

---

① 参见 *Prāṇāyāma*, Tr. by Swami Kuvalayanandaji, Eng Ed., Note No. 2, 1st Ed., 1931, p. 78。

② 参见 *Gheraṇḍa Saṃhitā*, Tr. by Gharote M. L., 2nd Ed., Kaivalyadhama, Lonavala, 1997, p. 135。

कर्णौ पिधाय हस्ताभ्यां कुर्यात्पूरककुम्भकम् ।।७३।।

ardharātre gate yogī jantūnāṃ śabdavarjite /

karṇau pidhāya hastābhyāṃ kuryātpūrakakumbhakam //73//

午夜过后，阒无人声。闭双耳。吸气，住气。

第 74 节

श्रृणुयाद्दक्षिणे कर्णे नादमन्तर्गतं शुभम् ।

प्रथमं झिल्लिकानादं वंशीनादं ततः परम् ।।७४।।

sṛṇuyāddakṣiṇe karṇe nādamantargataṃ śubham /

prathamaṃ jhillikānādaṃ vaṃśīnādaṃ tataḥ param //74//

以右耳倾听非常吉祥的内在声音。先是蟋蟀的声音，然后是优美的笛声。

第 75 节

मेघझर्झरभ्रमरी घण्टा कास्यं ततः परम् ।

तुरीभेरीमृदङ्गादिनिनादानेकदुन्दुभिः ।।७५।।

meghajharjharabhramarī ghaṇṭā kāsyaṃ tataḥ param /

turībherīmṛdaṅgādininādānekadundubhiḥ //75//

再然后是雷鸣、流水、母蜂、钟铃、响锣的声音。再再然后是小号、定音鼓、单面小鼓以及种种双面鼓的美妙的声音。

第 76 节

एवं नानाविधो नादो जायते नित्यमभ्यसात् ।

अनाहतस्य शब्दस्य तस्य शब्दस्य यो ध्वनिः ।।७६।।

evaṃ nānāvidho nādo jāyate nityamabhayasāt /

anāhatasya śabdasya tasya śabdasya yo dhvaniḥ //76//

每日练习，可闻未发之诸声及诸声之合响。

第 77 节

ध्वनेरन्तर्गतं ज्योतिर्ज्योतिरन्तर्गतं मनः ।

तन्मनो विलयं याति तद्विष्णोः परमं पदम्

एवं भ्रामरीसंसिद्धिः समाधिसिद्धिमाप्नुयात् ।।७७।।

dhvanerantargataṃ jyotirjyotirantargataṃ manaḥ /

tanmano vilayaṃ yāti tadviṣṇoḥ paramaṃ padam /

evaṃ bhrāmarīsaṃsiddhiḥ samādhisiddhimāpnuyāt //77//

在声音的合响中有光，在光中有心意，心意融入毗湿奴的至上居所。行嗡声住气法，成就三摩地。

《哈达瑜伽之光》中的嗡声住气法，是在吸气时发出雄黄蜂的声音，呼气时模仿雌黄蜂的声音。然而，格兰达所讲的嗡声住气法却是《哈达瑜伽之光》中谛听秘音的替代方法。也许，这就是格兰达没有把“谛听秘音”确立为格达瑜伽一支的原因。

谛听秘音与嗡声住气法之间的异同详见下表：

谛听秘音 （《哈达瑜伽之光》 Ⅳ / 66—77）	嗡声住气法 （《格兰达本集》 Ⅴ / 73—77）
● 行解脱坐 ● 行希瓦身印 ● 右耳谛听 ● 闭上耳朵、眼睛、鼻子和嘴巴 ● 声音从中脉升起 ● 以声音标示阶段 ● 第一阶段：刺穿梵结 ● 声音和效果：闪烁的声音、神圣的身体、敏锐的头脑、神圣的气味、没有疾病 ● 第二阶段：刺穿毗湿奴结，定音鼓等的声音 ● 第三阶段：一种鼓声，种种成就，没有体质失衡，没有痛苦，没有衰老、疾病和睡眠 ● 第四阶段：刺穿楼陀罗结，维纳琴声，成就胜王瑜伽	● 未提及体位法 ● 在午夜修习 ● 右耳谛听 ● 闭上耳朵，吸气、住气 ● 内在声音 ● 涉及原初声音 ● 蟋蟀、长笛、雷鸣、水流、母蜂、钟铃、锣鼓、小号的声音 ● 不涉及刺穿“结” ● 聆听未发之声 ● 声音中有光 ● 光中有心意 ● 心意融入毗湿奴的至上居所 ● 成就三摩地

格兰达宣称（Ⅶ / 5），嗡声住气法是成就三摩地之法。

第 78 节

सुखेन कुम्भकं कृत्वा मनश्च भ्रुवोरन्तरम् ।

संत्यज्य विषयान्सर्वान्मनोमूर्च्छासुखप्रदा ।

आत्मनि मनसो योगादानन्दो जायते ध्रुवम् ।।७८।।

sukhena kumbhakaṃ kṛtvā manaśca bhruvorantaraṃ /

santyajya viṣayānsarvānmanomūrcchāsukhapradā /

ātmani manaso yogādānando jāyate dhruvam //78//

心意专注眉心，从容地住气。心意从各种对象中摄回，产生喜乐的经验。这就是眩晕住气法。心意与灵魂合一，定会产生喜乐。

据格兰达说，练习眩晕住气法（manomūrcchā），应凝视眉心，从所有对象中摄回。这就是眩晕住气法。它定会给练习者带来喜乐经验。

《格兰达本集》与《哈达瑜伽之光》中的眩晕住气法有所不同。《哈达瑜伽之光》中的眩晕住气法有其独特之处：呼气时不松懈喉锁印。而一面做喉锁印，一面呼气无疑需要一些力量。这种练习会导致恍惚，因此被称为眩晕住气法。

第 79 节

हंकारेण बहिर्याति सःकारेण विशेत्पुनः ।

षट्शतानि दिवारात्रौ सहस्राण्येकविंशतिः ।

अजपां नाम गायत्रीं जीवो जपति सर्वदा ।।७९।।

haṃkāreṇa bahiryāti saḥkāreṇa viśetpunaḥ /

ṣaṭśatāni divārātrau sahasrāṇyekaviṃśatiḥ /

ajapāṃ nāma gāyatrīṃ jīvo japati sarvadā //79//

呼气发“哈”（HA），吸气发“萨”（SA），日夜吟诵自发式盖亚曲曼陀罗 21600 次。

第 80 节

मूलाधारे यथा हंसस्तथा हि हृदि पंकजे ।

तथा नासापुटद्वन्द्वे त्रिभिर्हंससमागमः ।।८०।।

mūlādhāre yathā haṃsastathā hi hṛdi paṅkaje /

tathā nāsāpuṭadvandve tribhirhaṃsasamāgamaḥ //80//

哈萨在根轮，亦在心莲和两侧鼻腔。哈萨在这三个地方运行。

第 81 节

षण्णवत्यङ्गुलीमानं शरीरं कर्मरूपकम् ।

देहाद्बहिर्गतो वायुः स्वभावात् द्वादशाङ्गुलिः ।।८१।।

ṣaṇṇavatyaṅgulīmānaṃ śarīraṃ karmarūpakam /

dehādbahirgato vāyuḥ svabhāvāt dvādaśāṅguliḥ //81//

身体是行为的结果。身体的尺寸是 96 指。自然状态下，呼出的气息可行 12 指。

第 82 节

गायने षोडशाङ्गुल्यो भोजने विंशतिस्तथा ।

चतुर्विंशाङ्गुलिः पन्थे निद्रायां त्रिंशदङ्गुलिः ।

मैथुने षट्त्रिंशदुक्तं व्यायामे च ततोऽधिकम् ।।८२।।

gāyane ṣoḍśāṅgulyo bhojane viṃśatistathā /

caturviṃśāṅguliḥ panthe nidrāyāṃ triṃśadaṅguliḥ /

maithune ṣaṭtriṃśaduktaṃ vyāyāme ca tato'dhikam //82//

（鼻腔呼出的气息，）唱歌时 16 指长，吃东西时 20 指长，走路时 24 指长，睡觉时 30 指长，性交时 36 指长，运动时则更长。

第 83 节

स्वभावेऽस्य गतेर्न्यूने परमायुः प्रवर्धते ।

आयुःक्षयोऽधिके प्रोक्तो मारुते चान्तराद्गते ।।८३।।

svabhāve'sya gaternyūne paramāyuḥ pravardhate /

āyuḥkṣayo'dhike prokto mārute cāntarādgate //83//

降低呼气的速度，缩短呼出气息的自然长度，则寿命延长；加快呼气的速度，增加呼出气息的自然长度，则寿命缩短。

第 84 节

तस्मात्प्राणे स्थिते देहे मरणं नैव जायते ।

वायुना घटसंबन्धे भवेत्केवलकुम्भकः ।।८४।।

tasmātprāṇe sthite dehe maraṇaṃ naiva jāyate /

vāyunā ghaṭasaṃbandhe bhavetkevalakumbhakaḥ //84//

因此，只要普拉那长住体内，人就绝不会死。瓦予不出离身体，即称自发式住气法。

第 85 节

यावज्जीवं जपेन्मन्त्रमजपासंख्यकेवलम् ।

अद्यावधि धृतं संख्यविभ्रमं केवलीकृते ।।८५।।

yāvajjīvaṃ japenmantramajapāsaṃkhyakevalam /

adyāvadhi dhṛtaṃ saṅkhyāvibhramaṃ kevalīkṛte //85//

只要灵魂（以 21600 次每昼夜的速度）吟诵“哈萨”曼陀罗，（呼吸）计数就不会中断。但是，因为自发式住气，曼陀罗吟诵停止了，呼气计数中断了。

第 86 节

अत एव हि कर्तव्यः केवलीकुम्भको नरैः ।

केवली चाजपासंख्या द्विगुणा च मनोन्मनी ।।८६।।

ata eva hi karttavyaḥ kevalīkumbhako naraiḥ /

kevali cājapāsaṃkhyā dviguṇā ca manonmanī //86//

因此，凡瑜伽行者皆当行自发式住气法。行自发式住气法（，呼吸减少），行者进入末那摩尼状态。

第 87 节

नासाभ्यां वायुमाकृष्य केवलं कुम्भकं चरेत् ।

एकादिचतुःषष्टिं धारयेत्प्रथमे दिने ।।८७।।

nāsābhyāṃ vāyumākṛṣya kevalaṃ kumbhakaṃ caret /

ekādicatuḥṣaṣṭiṃ dhārayetprathame dine //87/

双侧鼻腔吸气。第一天练习自发式住气法 1 次。以后逐渐增加练习次数，直至每天 64 次。

第 88 节

केवलीमष्टधा कुर्याद्यामे यामे दिने दिने ।
अथ वा पञ्चधा कुर्याद्यथा तत्कथयामि ते ।।८८।।

kevalīmaṣṭadhā kuryādyāme yāme dine dine /
athavā pañcadhā kuryādyathā tatkathayāmi te //88//

三小时一次，每天练习 8 次。或者，按我教你的方法，每天练习 5 次。

第 89 节

प्रातर्मध्याह्नसायाह्ने मध्यरात्रे चतुर्थके ।
त्रिसन्ध्यमथवा कुर्यात्सममाने दिने दिने ।।८९।।

prātarmadhyāhnasāyāhne madhyarātre caturthake /
trisandhyamathavā kuryātsamamāne dine dine //89//

早中晚各练一次，午夜与四更再各练一次，每天练习 5 次。或者，隔八小时练一次，每天练习 3 次。

第 90 节

पञ्चवारं दिने वृद्धिर्वारैकं च दिने तथा ।

अजपापरिमाणं च यावत्सिद्धिः प्रजायते ।।९०।।

pañcavāraṃ dine vṛddhirvāraikaṃ ca dine tathā /

ajapāparimaṇaṃ ca yāvatsiddhiḥ prajāyate //90//

自发式住气法一日不成，就要一直练习，从每天 1 次，增加到每天 5 次。

第 91 节

प्राणायामं केवली च तदा वदति योगवित् ।

केवलीकुम्भके सिद्धे किं न सिध्यति भूतले ।।९१।।

prāṇāyāmaṃ kevalī ca tadā vadati yogavit /

kevalīkumbhake siddhe kiṃ na siddhyati bhūtale //91//

瑜伽识者称之为自发式住气法。自发式住气法既成，则世上再无一事不可成。

格兰达非常详细地介绍了自发式住气法（第八种调息法）。首先讨论的是呼气、呼气的速度及降低呼气速度的重要性。

第一，“哈萨”曼陀罗及其与呼气次数的关系。呼气时，体内的气息通过鼻腔排出。气排出去的时候，发出“哈”（HA）声；气吸进来的时候，发出“萨”（SA）声。呼气、吸气反复、持续地进行。呼吸结合了这两种声音，产生了“哈萨”（HAMSA）声，这就是哈萨曼陀罗。要以每天21600次的频次吟诵这个曼陀罗。常人的呼吸速度是每分钟15次，一小时就是900次，一天就是21600次。

哈萨曼陀罗在三处运行：根轮、心莲及两侧鼻腔。

第二，身体、行为、呼吸速度。每个灵魂都因其自身或好或坏的行为而获得这具身体。每个人的身高为96指。人应当用自己的手指来计量自己的身高。很重要的一点是，“96指”不能转换为具体的长度。否则就会面临一个大问题：每个人的身高都一样。

《瓦希斯塔本集》第三章讨论了制感，其中提到每个人的身高都是96指（以每个人自己的指头为准）。《格兰达本集》提到，正常情况下，从鼻腔呼出的气息的长度是12指，即本人身高的八分之一。

呼出气息的长度会因行为的不同而发生变化：

——唱歌时16指

——吃东西时20指

——走路时24指

——睡觉时30指

——性交时 36 指

——运动时超过 36 指

这一理论认为，从鼻腔呼出的气息的长度（距离）决定了人的寿命。呼出去的气息距离越长，则寿命越短；气息距离越短，则寿命越长。根据吠陀的观点，每个人的寿命都有 100 年。但根据哈达瑜伽，每人都有一定次数的呼吸。呼吸快，则呼吸次数耗得就快，寿命就短。与之相反，如果以较低的速度正常呼吸，则寿命就长。结论就是，人的寿命取决于呼吸的方式（V / 83）。

只要把普拉纳留在体内，死亡就不会发生，而这只有通过自发式住气才有可能。正常情况下，每个人都以正常的速度日夜念诵自发式盖亚曲（Gāyatrī）曼陀罗，但因为住气，计数中断。这是因为，住气期间没有呼吸，没有呼吸，就没有念诵。

因此，瑜伽行者要练习自发式住气。最大的练习次数应该是 64 次。正常情况下，每天练习 8 次，每三小时一次。也可以每天练习 5 次，早中晚各一次，午夜及四更各一次。如果这也做不到，那就每天练习 3 次，每八小时一次，但要逐步增加次数。

自发式住气，是所有调息法中最好的。成就了它，就成就了一切。

इति श्रीघेरण्डसंहितायां प्राणायामप्रयोगो नाम पञ्चमोपदेशः ।

iti śṛīgheraṇḍasaṃhitāyāṃ prāṇāyāmaprayogo nāma pañcamopadeśaḥ /

《格兰达本集》第五章就此结束。

第六章 Part VI
冥想法

षष्ठोपदेशः

Ṣaṣṭhopadeśaḥ

现在进入第六章。

第1节

स्थूलं ज्योतिस्तथा सूक्ष्मं ध्यानस्य त्रिविधं विदुः ।
स्थूलं मूर्तिमयं प्रोक्तं ज्योतिस्तेजोमयं तथा ।
सूक्ष्मं, बिन्दुमयं ब्रह्म कुण्डली परदेवता ।।१।।

sthūlaṃ jyotistathā sūkṣmaṃ dhyānasya trividhaṃ viduḥ /
sthūlaṃ mūrtimayaṃ proktaṃ jyotistejomayaṃ tathā /
sūkṣmaṃ bindumayaṃ brahma kuṇḍalī paradevatā //1//

冥想法有三种：粗糙冥想、光明冥想和精微冥想。以有形之物为对象的冥想，是粗糙冥想；以光为对象的冥想，是光明冥想；以以宾度（明点）形式显化的梵天即至上之神为对象的冥想，是精微冥想。

《格兰达本集》第六章，专门讲解格达斯塔瑜伽的第六支。冥想法是非常重要的一支，几乎所有瑜伽文本都对它进行了介绍。圣人帕坦伽利提出，专注、冥想和三摩地，这三者是内瑜伽。这是正确的。因为，在瑜伽修习中发生的一切，都是发生在修习者自身之中的，与外在世界没有任何关系。帕坦伽利在定义专注、冥想和三摩地时明确说，专注在冥想中转化，冥想在三摩地中转化。

诸哈达瑜伽文本也有关于冥想的讨论。这里，我们汇总了不同哈达瑜伽文本对冥想的解释，以便读者在比较中深化理解。

其一，《牧牛尊者百论》。牧牛尊者把冥想列为哈达瑜伽第五支。尊者把冥想定义为："瑜伽士的心意稳定在任意一点上，就是冥想。"他区分出两种类型的冥想：有形（saguṇa，又称有德）冥想和无形（nirguṇa，又称无德）冥想（《牧牛尊者百论》76—77）。有形冥想的对象，有颜色和形状等；无形冥想的对象，则没有诸如此类的差异化属性。

其二，《瓦希斯塔本集》。在《瓦希斯塔本集》中，马哈希·瓦希斯塔（Maharṣi Vasiṣṭha）把冥想列为瑜伽第七支。他讨论了两种类型的冥想：有形冥想和无形冥想。他说，通过心意理解自身形象就是冥想（《瓦希斯塔本集》Ⅳ / 19）。

其三，《雅伽瓦卡亚瑜伽》。雅伽瓦卡亚也讨论了两种类型的冥想。冥想既是束缚，也是解脱。观想自身形象就是冥想（《雅伽瓦卡亚瑜伽》Ⅸ / 122）。有形冥想又分五种，但在雅伽瓦卡亚看来，真正重要的只有三种（《雅伽瓦卡亚瑜伽》Ⅸ / 1—3）。而无形冥想只有一种。

由此可知，哈达瑜伽中冥想的分类，主要基于对象的有形与无形。

格兰达定义了三种冥想：粗糙冥想、光明冥想和精微冥想。前两种可归入有形冥想，后一种可归入无形冥想。

第2节

स्वकीयहृदये ध्यायेत्सुधासागरमुत्तमम् ।

तन्मध्ये रत्नद्वीपं तु सुरत्नवालुकामयम् ।।२।।

svakīyahṛdaye dhyāyetsudhāsāgaramuttamam /

tanmadhye ratnadvīpaṃ tu suratnavālukāmayam //2//

用心冥想：有一片无与伦比的甘露之海。在那海的中央，有一座宝石岛，岛上的沙子是颗颗珍贵的宝石。

第3节

चतुर्दिक्षु नीपतरुं बहुपुष्पसमन्वितम् ।

नीपोपवनसंकुलैर्वेष्टितं परिखा इव ।।३।।

caturdikṣu nīpatarum̥ bahupuṣpasamanvitam /

nīpopavanasam̥kulairveṣṭitam̥ parikhā iva //3//

如水渠般环绕着宝岛的是美丽的迦昙婆树。

第 4 节

मालतीमल्लिकाजातीकैसरैश्चम्पकैस्तथा ।

पारिजातैः स्थलपद्मैर्गन्धामोदितदिङ्मुखैः ।।४।।

mālatīmallikājātīkaisaraiścampakaistathā /

pārijātaiḥ sthalapadmairgandhāmoditadiṇmukhaiḥ //4//

素馨花、茉莉、柚子花、万寿菊、玉兰花、刺桐花、莲花，它们的芳香弥漫四野，沁人心脾。

第 5 节

तन्मध्ये संस्मरेद्योगी कल्पवृक्षं मनोहरम् ।

चतुःशाखाचतुर्वेदं नित्यपुष्पफलान्वितम् ।।५।।

tanamadhye saṃsmaredyogī kalpavṛkṣaṃ manoharam /

catuḥśākhācaturvedaṃ nityapuṣpaphalānvitam //5//

宝岛中央是一棵如意树。如意树长了四根美丽的枝丫，象征着四吠陀。枝丫上长年挂满嫩叶和鲜果。

第 6 节

भ्रमराः कोकिलास्तत्र गुञ्जन्ति निगदन्ति च ।

ध्यायेत्तत्र स्थिरो भूत्वा महामाणिक्यमण्डपम् ।।६।।

bhramarāḥ kokilāstatra guñjanti nigadanti ca /

dhyāyettatra sthiro bhūtvā mahāmāṇikyamaṇḍapam //6//

蜂儿嗡嗡响，布谷鸟在歌唱。还有一座镶满红宝石的亭子。心意稳稳，冥想那亭子。

第7节

तन्मध्ये तु स्मरेद्योगी पर्यङ्कं सुमनोहरम् ।

तत्रेष्टदेवतां ध्यायेद्यद्ध्यानं गुरुभाषितम् ।।७।।

tanmadhye tu smaredyogī paryaṅkaṃ sumanoharam /

tatreṣṭadevatāṃ dhyāyedyaddhyānaṃ gurubhāṣitam //7//

亭子中央，有一宝座，宝座上有一尊守护神。以古鲁所授之法冥想这尊神。

第8节

यस्य देवस्य यद्रूपं यथा भूषणवाहनम् ।

तद्रूपं ध्यायते नित्यं स्थूलध्यानमिदं विदुः ।।८।।

yasya devasya yadrūpaṃ yathā bhūṣaṇavāhanam /

tadrūpaṃ dhyāyate nityaṃ sthūladhyānamidaṃ viduḥ //8//

这尊神有模样，有装饰，有坐骑。每天都要冥想他的形象。这就是粗糙冥想。

粗糙冥想有两种。从第 2 到第 8 节，格兰达讲解了第一种粗糙冥想和珍宝冥想之法。

格兰达没有明确宝座上究竟是哪尊神。他顾及每个人的信仰，不勉强任何人。他还说，要以自己导师（古鲁）传授的方法进行冥想（Ⅵ / 7）。

第 9 节

सहस्त्रारे महापद्मे कर्णिकायां विचिन्तयेत् ।

विलग्नसहितं पद्मं दलैर्द्वादशभिर्युतम् ।।९।।

sahasrāre mahāpadme karṇikāyāṃ vicintayet /

vilagnasahitaṃ padmaṃ dalairdvādaśabhiryutam //9//

冥想千瓣莲花。千瓣莲花之上有朵十二瓣莲花。

第 10 节

शुक्लवर्णं महातेजो द्वादशैर्बीजभाषितम् ।

हसक्षमलवरयुं हसखफ्रें यथाक्रमम् ।।१०।।

śuklavarṇaṃ mahātejo dvādaśairbījabhāṣitam /

hasakṣamalavarayuṃ hasakhaphreṃ yathākramam //10//

这十二瓣莲花，洁白且放光，有十二子音。它们是: 哈、萨、查姆、玛姆、朗姆、帆姆、罗姆、育姆、翰姆、萨姆、康姆和帕雷姆。

第 11 节

तन्मध्ये कर्णिकायां तु अकथादिरेखात्रयम् ।

हलक्षकोणसंयुक्तं प्रणवं तत्र वर्तते ।।११।।

tanmadhye karṇikāyaṃ tu akathādirekhātrayam /

halakṣakoṇasaṃyuktaṃ praṇavaṃ tatra vartate //11//

十二瓣莲花的中央，有三条线，分别是：阿、卡、达。三条线构成一个三角，三个角分别是：哈、拉、查。三角的中央是唵。

第 12 节

नादबिन्दुमयं पीठं ध्यायेत्तत्र मनोहरम् ।

तत्रोपरि हंसयुग्मं पादुका तत्र वर्तते ।।१२।।

nādabindumayaṃ pīṭhaṃ dhyāyettatra manoharam /

tatropari haṃsayugmaṃ pādukā tatra vartate //12//

冥想秘音和宾度的居所。观想其上有一对美丽的天鹅，还有一双木屐。

第 13 节

ध्यायेत्तत्र गुरुं देवं द्विभुजं च त्रिलोचनम् ।
श्वेताम्बरधरं देवं शुक्लगन्धानुलेपनम् ।।१३।।

dhyāyettatra guruṃ devaṃ dvibhujaṃ ca trilocanam /
śvetāmbaradharaṃ devaṃ śuklagandhānulepanam //13//

观想古鲁即摩诃德瓦的神性形象：两臂，三眼，白衣，周身遍施白檀香粉。

第 14 节

शुक्लपुष्पमयं माल्यं रक्तशक्तिसमन्वितम् ।
एवंविधागुरुध्यानात्स्थूलध्यानं प्रसिद्ध्यति ।।१४।।

śuklapuṣpamayaṃ mālyaṃ raktaśaktisamanvitam /
evaṃvidhāgurudhyānātsthūladhyānaṃ prasiddhyati //14//

他戴着白色花环，红色的萨克提女神随侍在侧。如此冥想古鲁，可成就粗糙冥想。

格兰达介绍了第二种粗糙冥想：

1. 冥想千瓣莲花。

2. 观想千瓣莲花之上有一朵十二瓣莲花，它洁白，放光。

3. 每个花瓣对应一个种子音：哈（ha）、萨（sa）、查姆（kṣaṃ）、玛姆（maṃ）、朗姆（laṃ）、帆姆（vaṃ）、罗姆（raṃ）、育姆（yuṃ）、翰姆（haṃ）、萨姆（saṃ）、康姆（khaṃ）和帕雷姆（phreṃ）。

4. 十二瓣莲花的中央有一个三角。

5. 三角的每个角分别对应种子音哈（ha）、拉（la）、查（kṣa）。

6. 三角的三条边分别对应种子音阿（a）、卡（ka）、达（tha）。

7. 三角的中央是唵（om）。

8. 观想这三角中有一个宝座。

9. 宝座上有古鲁的一双木屐和一对天鹅。

10. 冥想你的古鲁即摩诃德瓦（Mahādeva）。

11. 对古鲁的描述：

- 两臂，三眼；
- 身着白衣；
- 周身遍施白檀香粉；
- 戴白色花环。

12. 在古鲁左侧，红色的萨克提女神优雅地坐着。

13. 用这种方式冥想古鲁，成就粗糙冥想。

第15节

स्थूलध्यानं तु कथितं तेजोध्यानं श्रृणुष्व मे ।
यद्ध्यानेन योगसिद्धिरात्मप्रत्यक्षमेव च ।।१५।।

sthūladhyānaṃ tu kathitaṃ tejodhyānaṃ śṛṇuṣva me /
yaddhyānena yogasiddhirātamapratyakṣameva ca //15//

这就是粗糙冥想。现在，讲解光明冥想。这一冥想让你成就瑜伽，觉悟自我。

第16节

मूलाधारे कुण्डलिनी भुजगाकाररूपिणी ।
तत्र तिष्ठति जीवात्मा प्रदीपकलिकाकृतिः ।
ध्यायेत्तेजोमयं ब्रह्म तेजोध्यानं परात्परम् ।।१६।।

mūlādhāre kuṇḍalinī bhujagākārarūpiṇī /
tatra tiṣṭhati jīvātmā pradīpakalikākṛtiḥ /
dhyāyettejomayaṃ brahma tejodhyānaṃ parātparam //16//

在海底轮，盘踞着蛇形的昆达里尼。像火焰一样的个体灵魂寓居在那里，它是光明的梵，冥想它。这是最好的冥想。

第 17 节

भ्रवोर्मध्ये मनऊर्ध्वे यत्तेजः प्रणवात्मकम् ।

ध्यायेज्ज्वालावलीयुक्तं तेजोध्यानं तदेव हि ।।१७।।

bhravormadhye manaūrdhve yattejaḥ praṇavātmakam /

dhyāyejjvālāvalīyuktaṃ tejodhyānaṃ tadeva hi //17//

眉间，心上，满是光的唵。冥想唵的光。这就是光明冥想。

格兰达已经介绍了两种粗糙冥想。光明冥想也有两种形式。光明冥想成就瑜伽，带来自我觉悟。

在第一种光明冥想中，昆达里尼盘踞海底轮，如火焰一样的个体灵魂也在那里。那里唯有光辉灿烂的梵。冥想这梵光的人，是所有冥想者中出色的。

眉心有唵之光，心上有唵之光。冥想唵之光亦是光明冥想。

第 18 节

तेजोध्यानं श्रुतं चण्ड सूक्ष्मध्यानं श्रृणुष्व मे ।

बहुभाग्यवशाद्यस्य कुण्डली जाग्रती भवेत् ।।१८।।

tejodhyānaṃ śrutaṃ caṇḍa sūkṣmadhyānaṃ sṛṇuṣva me /

bahubhāgyavaśādyasya kuṇḍalī jāgratī bhavet //18//

哦，羯达！你已知晓光明冥想。现在讲解精微冥想。一旦蒙恩，即可唤醒昆达里尼。

第 19 节

आत्मना सह योगेन नेत्ररन्ध्राद्विनिर्गता ।

विहरेद्राजमार्गे च चञ्चलत्वान्न दृश्यते ।।१९।।

ātmanā saha yogena netrarandhrādvinirgatā /

viharedrājamārge ca cañcalatvānna dṛśyate //19//

实践瑜伽，与灵魂联结。昆达里尼越过眼窝，沿着梵穴之径向上移动。因其变化非常频繁，你看不见它。

第 20 节

शाम्भवीमुद्रया योगो ध्यानयोगेन सिद्ध्यति ।

सूक्ष्मध्यानमिदं गोप्यं देवानामपि दुर्लभम् ।।२०।।

śambhavīmudrayā yogo dhyānayogena siddhyati /

sukṣmadhyānamidaṃ gopyaṃ devānāmapi durlabham //20//

名为希瓦身印的瑜伽，由冥想成就。希瓦身印高度机密，难以臻达。

现将精微冥想的行法归纳如下：

1. 有幸蒙恩，唤醒了昆达里尼。

2. 昆达里尼与灵魂合一。

3. 昆达里尼上升，越过眼窝，朝着胜王之道（rājamārga）前进。

4. 要理解胜王之道，可参阅《昆达里尼瑜伽奥义书》（*Yoga Kuṇḍalyupaniṣad*）第二章第四十九节经文。从舌头到梵穴（brahmarandhra）称为胜王之道。

5. 结果就是成就希瓦身印。

6. 这就是精微冥想。

第21节

स्थूलध्यानाच्छतगुणं तेजोध्यानं प्रचक्षते ।

तेजोध्यानाल्लक्षगुणं सूक्ष्मध्यानं परात्परम् ।।२१।।

sthūladhyānacchataguṇaṃ tejodhyānaṃ pracakṣate /

tejodhyānāllakṣaguṇaṃ sūkṣmadhyānaṃ parātparam //21//

据说，光明冥想胜于粗糙冥想百倍，精微冥想胜于光明冥想十万倍。

这一节经文颂赞精微冥想。的确，光明冥想比粗糙冥想好，精微冥想比光明冥想好。但这绝不意味着我们可以直接实践精微冥想。我们还是应该从粗糙冥想起步，循序渐进。

第 22 节

इति ते कथितं चण्ड ध्यानयोगं सुदुर्लभम् ।

आत्मा साक्षाद्भवेद्यस्मात्तस्माद्ध्यानं विशिष्यते ।।२२।।

iti te kathitaṃ caṇḍa dhyānayogaṃ sudurlabham /

ātmā sākṣādbhavedyasmāttasmāddhyānaṃ viśiṣyate //22//

哦，羯达！我已为你讲解了并不容易臻达的冥想瑜伽，这冥想瑜伽引领我们与阿特曼合一。因此，冥想瑜伽拥有它的特殊地位。

冥想实践的结果，就是认识自己的灵魂，或者与灵魂合一。因此，一定要实践冥想。

इति श्रीघेरण्डसंहितायां ध्यानयोगो नाम षष्ठोपदेशः ।।

iti śrīgheraṇḍasaṃhitāyāṃ dhyānayogo nāma ṣaṣṭhopadeśaḥ /

《格兰达本集》第六章就此结束。

第七章 Part Ⅶ

三摩地

सप्तमोपदेशः

Saptamopadeśaḥ

现在进入第七章。

第1节

समाधिश्च परो योगो बहुभाग्येन लभ्यते ।

गुरोः कृपाप्रसादेन प्राप्यते गुरुभक्तितः ।।१।।

samādhiśca paro yogo bahubhāgyena labhyate /

guroḥ kṛpāprasādena prāpyate gurubhaktitaḥ //1//

三摩地是最好的瑜伽。凭借极大的运气、古鲁的恩典，以及对古鲁的虔信，方可成就三摩地。

瑜伽修行的最高成就是三摩地，唯有三摩地才能帮助我们实现最高目标，即解脱，终止生死轮回。诸瑜伽文本都给予三摩地非常重要的地位。三摩地是瑜伽的目标。薄伽梵佛陀（Bhagawan Buddha）在八正道中赋予三摩地至高的地位。帕坦伽利、牧牛尊者、瓦希斯塔、雅伽瓦卡亚和格兰达，都把三摩地视为他们的目标。

格兰达认为，成就三摩地，依赖于古鲁的祝福和对古鲁的虔信。但最重要的，求道者必须是非常幸运的人。“幸运”一词，表明他在往世种下了善业，唯有善业才是决定因素。

第2节

विद्याप्रतीतिः स्वगुरुप्रतीतिरात्मप्रतीतिर्मनसः प्रबोधः ।

दिने दिने यस्य भवेत्स योगी सुशोभनाभ्यासमुपैति सद्यः ।।२।।

vidyāpratītiḥ svagurupratītir ātmapratītirmanasaḥ prabodhaḥ /

dine dine yasya bhavetsa yogī suśobhanābhyāsamupaiti sadyaḥ //2//

笃信知识，笃信古鲁，笃信自我，且因此心意日渐觉醒的人，可早日开始吉祥的三摩地实践。

实践三摩地，有四个重要的条件，它们是：笃信知识；笃信古鲁；笃信自我；心意日渐觉醒。

第3节

घटाद्भिन्नं मनः कृत्वा चैक्यं कुर्यात्परात्मनि ।

समाधिं तं विजानीयान्मुक्तसंज्ञो दशादिभिः ।।३।।

ghaṭādbhinnaṃ manaḥ kṛtvā caikyaṃ kuryātparātmani /

samādhiṃ taṃ vijānīyānmuktasaṃjñyo daśādibhiḥ //3//

心意从身体中分离，同至上阿特曼合一，这就是三摩地的状态。进入这一状态，便从五个感觉器官和五个行动

器官中解脱出来。

身心分离，心意与梵合一，就是三摩地。同生命的十个不同阶段完全脱离开来，就是三摩地。或者，完全摆脱了感觉器官和行动器官，就是三摩地。生命的十个不同阶段，分别是：子宫内发育期、出生、童年、青少年、16 岁、青年、中年、老年、呼吸停止、肉体毁灭。

一言以蔽之，三摩地意味着生死循环的终结。

第4节

अहं ब्रह्म न चान्योऽस्मि ब्रह्मैवाहं न शोकभाक् ।

सच्चिदानन्दरूपोऽहं नित्यमुक्तः स्वाभाववान् ।।४।।

ahaṃ brahma na cānyo'smi brahmaivāham na śokabhāk /

saccidānandarūpo'haṃ nityamuktāḥ svabhāvavān //4//

我是梵，我只是梵。我是梵，我不是痛苦的经验者。我是存在、意识和喜乐的形式。我的本性是永远自由。

对于“梵是唯一真理，对象世界是幻觉，个体灵魂与梵同一”这个伟大的命题，格兰达以一种非常明确和清晰的方式做了诠释。格兰达是吠檀多不二论的伟大信徒，本书第一章第 4 节已经非常清楚地说明了这一点，这里再次确认。以自我为梵，为真理、意识和喜乐，是吠檀多不二论的最高形态。

第 5 节

शांभव्या चैव भ्रामर्या खेचर्या योनिमुद्रया ।

ध्यानं नादं रसानन्दं लयसिद्धिश्चतुर्विधा ।।५।।

śaṃbhavyā caiva bhrāmaryā khecaryā yonimudrayā /

dhyānaṃ nādāṃ rasānandaṃ layasiddhiścaturvidhā //5//

希瓦身印、嗡声住气法、逆舌身印和母胎身印成就四种三摩地，依次是：冥想三摩地、秘音三摩地、极乐三摩地和消融三摩地。

第 6 节

पञ्चधा भक्तियोगेन मनोमूर्च्छा च षड्विधा ।

षड्विधोऽयं राजयोगः प्रत्येकमवधारयेत् ।।६।।

pañcadhā bhaktiyogena manomūrcchā ca ṣaḍvidhā /

ṣaḍvidho'yaṃ rājayogaḥ pratyekamavadhārayet //6//

第五种三摩地出于虔信瑜伽。第六种三摩地源于眩晕住气法。胜王瑜伽有六种。现逐一讲解，请认真聆听。

格兰达已列举六种成就三摩地或胜王瑜伽的方法，也谈到了它们各自的效用：希瓦身印——冥想三摩地（dhyāna samādhi）；嗡声住气法——秘音三摩地（nāda samādhi）；逆舌身印——极乐三摩地（rasānanda samādhi）；母胎身印 ——消融三摩地（laya samādhi）；虔信瑜伽——虔信瑜伽三摩地（bhaktiyoga samādhi）；眩晕住气法——胜王瑜伽三摩地（rājayoga samādhi）。

第7节

शांभवीं मुद्रिकाः कृत्वा आत्मप्रत्यक्षमानयेत् ।
बिन्दु ब्रह्ममयं दृष्ट्वा मनस्तत्र नियोजयेत् ।।७।।
śaṃbhavīṃ mudrikāḥ kṛtvā ātmapratyakṣamānayet /
bindu brahmamayaṃ dṛṣṭvā manastatra niyojayet //7//

修习希瓦身印，把阿特曼引入知觉，视宾度（明点）为梵，心意只贯注在宾度上。

第8节

खमध्ये कुरु चात्मानमात्ममध्ये च खं कुरु ।
आत्मानं खमयं दृष्ट्वा न किंचिदपि बुध्यते ।
सदानन्दमयो भूत्वा समाधिस्थो भवेन्नरः ।।८।।
khamadhye kuru cātmānamātmamadhye ca khaṃ kuru /

ātmānaṃ khamayaṃ dṛṣṭvā na kiñcidapi budhyate /

sadānandamayo bhūtvā samādhistho bhavennaraḥ //8//

把灵魂置于（中脉）虚空中，把虚空置于阿特曼中。视阿特曼为虚空，只是虚空。心意不纳一物。安住在三摩地中，享永恒喜乐。

通过希瓦身印，以宾度（明点）的形式，感知个体灵魂，并且，视之为梵，心意安住其中。把自身融进那虚空一样的梵中。观想之后，心意不纳一物。用这种方式，把自身融入喜乐的梵中，求道者安住在三摩地中。

第9节

अनिलं मन्दवेगेन भ्रामरीकुम्भकं चरेत् ।

मन्दं मन्दं रेचयेद्वायुं भृङ्गनादं ततो भवेत् ।।९।।

anilaṃ mandavegena bhrāmarīkumbhakaṃ caret /

mandaṃ mandaṃ recayedvāyuṃ bhṛiganādaṃ tato bhavet //9//

缓慢吸气，行嗡声住气法。然后缓慢呼气，发蜂鸣声。

第10节

अन्तःस्थं भ्रमरीनादं श्रुत्वा तत्र मनो नयेत् ।

समाधिर्जायते तत्र चानन्दः सोऽहमित्यतः ।।१०।।

antastham bhramarīnādaṃ śrutvā tatra mano nayet /

samādhirjāyate tatra cānandaḥ so'hamityataḥ //10//

谛听内在的雌蜂的声音，把心意融入其中。此为三摩地。成就三摩地者，得享“我即梵”之喜乐。

缓慢吸气，行嗡声住气法。然后缓慢呼气，发出黄蜂的嗡嗡声。把心意融进这雌蜂的内在声音中。这带来“嗖翰（SOHAM）”（我即那）的知识。以此成就的三摩地，称秘音（瑜伽）三摩地。

第 11 节

खेचरीमुद्रासाधनात् रसनोर्ध्वगता यदा ।

तदा समाधिसिद्धिः स्याद्धित्वा साधारणक्रियाम् ।।११।।

khecarīmudrāsādhanāt rasanordhvagatā yadā /

tadā samādhisiddhiḥ syāddhitvā sādhāraṇakriyām //11//

行逆舌身印，卷舌向上（插入鼻咽腔），即可成就三摩地，而不必借助其他任何普通行动。

逆舌身印实践中，卷舌向上，插入鼻咽腔。瑜伽士因此品尝到了从腭上渗出的月露之乐。这一喜乐状态就是三摩地。

第 12 节

योनिमुद्रां समासाद्य स्वयं शक्तिमयो भवेत् ।

सुशृंगाररसेनैव विहरेत्परमात्मनि ।।१२।।

yonimudrāṃ samāsādya svayaṃ śaktimayo bhavet /

suśṛṅgārarasenaiva viharetparamātmani //12//

行母胎身印，把自身融进萨克提中，同至上阿特曼合一，并随之而动。

第 13 节

आनन्दमयः संभूत्वा ऐक्यं ब्रह्मणि संभवेत् ।

अहं ब्रह्मेति चाद्वैतसमाधिस्तेन जायते ।।१३।।

ānandamayaḥ saṃbhūtvā aikyaṃ brahmaṇi saṃbhavet /

ahaṃ brahmeti cādvaitasamādhistena jāyate //13//

充满喜乐，才有可能与梵合一，并因此臻达“我即梵”的非二元之境。

练习母胎身印时，求道者把自身看作萨克提形式的女性、至上阿特曼形式的男性。打扮自己，融入至上，获得“我即梵”的经验和知识。这就是喜乐经验，这就是三摩地。

第 14 节

स्वकीयहृदये ध्यायेदिष्टदेवस्वरूपकम् ।

चिन्तयेद्भक्तियोगेन परमाह्लादपूर्वकम् ।।१४।।

svakīyahṛdaye dhyāyediṣṭadevasvarūpakam /

cintayedbhaktiyogena paramāhlādapūrvakam //14//

心中观想自己的守护神——用大乐心，通过虔信瑜伽冥想。

第 15 节

आनन्दाश्रुपुलकेन दशाभावः प्रजायते ।

समाधिः संभवेत्तेन संभवेच्च मनोन्मनी ।।१५।।

ānandāśrupulakena daśābhāvaḥ prajāyate /

samādhiḥ saṃbhavettena saṃbhavecca manonmanī //15//

情感的最高状态随即出现，它充满喜乐，并伴以喜悦和泪水。三摩地遂成为可能，末那摩尼旋踵即至。

冥想自己的守护神，非常幸福地想着它，由此流下喜悦的泪水，全身被喜悦浸透。

第 16 节

मनोमूर्च्छां समासाद्य मन आत्मनि योजयेत् ।

परात्मनः समायोगात्ससमाधिं समवाप्नुयात् ।।१६।।

manomūrcchāṃ samāsādya mana ātmani yojayet /

parātmanaḥ samāyogātsamādhiṃ samavāpnuyāt //16//

行眩晕住气法，把心意融进灵魂，同至上灵魂合一。这就是三摩地。

实践眩晕住气法，就是把心意融进自我。同至上灵魂合一，三摩地随之而来。

第 17 节

इति ते कथितं चण्ड समाधिर्मुक्तिलक्षणम् ।

राजयोगः समाधिः स्यादेकात्मन्येव साधनम् ।

उन्मनी सहजावस्था सर्वे चैकात्मवाचकाः ।।१७।।

iti te kathitaṃ caṇḍa samādhirmuktilakṣaṇam /

rājaogaḥ samādhiḥ syādekātmanyeva sādhanam /

unmanī sahajāvastha sarve caikātmavācakāḥ //17//

哦，这就是了，羯达！三摩地，意味着解脱。胜王瑜伽与三摩地是一回事，同自我合一即可臻达。温漫尼

（**unmanī**）与萨哈迦瓦斯塔（**sahajāvasthā**）是同义词。

第18节

जले विष्णुः स्थले विष्णुर्विष्णुः पर्वतमस्तके ।
ज्वालामालाकुले विष्णुः सर्वं विष्णुमयं जगत् ॥१८॥

jale viṣṇuḥ sthale viṣṇurviṣṇuḥ parvatamastake /
jvālāmālākule viṣṇuḥ sarvaṃ viṣṇumayaṃ jagat //18//

毗湿奴在水中，毗湿奴在大地上，毗湿奴在山顶，毗湿奴在火焰中，毗湿奴周遍整个宇宙。

第19节

भूचराः खेचराश्चामी यावन्तो जीवजन्तवः ।
वृक्षगुल्मलतावल्लीतृणाद्याः वारि पर्वताः ।
सर्वं ब्रह्म विजानीयात्सर्वं पश्यति चात्मनि ॥१९॥

bhūcarāḥ khecaraścāmī yāvanto jīvajantavaḥ /
vṛkṣagulmalatāvallītṛṇādyāḥ vāri parvatāḥ /
sarvaṃ brahma vijānīyātsarvaṃ paśyati cātmani //19//

这地上走的、空中飞的所有生物，乃至这所有的乔木、灌木、爬藤、禾草、河流、山峰，凡此种种，无论物种，皆是梵。于阿特曼中觉知一切。

第 20 节

आत्मा घटस्थचैतन्यमद्वैतं शाश्वतं परम् ।

घटाद्विभिन्नतो ज्ञात्वा वीतरागं विवासनम् ।।२०।।

ātmā ghaṭasthacaitanyamadvaitaṃ śāśvataṃ param /

ghaṭādvibhinnato jñātvā vītarāgaṃ vivāsanam //20//

寓居在身体里的灵魂，是非二元的，是有意识的，是永恒的。知道灵魂不同于身体，就会独立超然，而不再有任何（先前经验对象留下的）印迹。

第 21 节

एवं मिथः समाधिः स्यात्सर्वसंकल्पवर्जितः ।

स्वदेहे पुत्रदारादिबान्धवेषु धनादिषु ।

सर्वेषु निर्ममो भूत्वा समाधिं समवाप्नुयात् ।।२१।।

evaṃ mithaḥ samādhiḥ syātsarvasaṃkalpavarjitaḥ /

svadehe putradārādibāndhaveṣu dhanādiṣu /

sarveṣu nirmamo bhūtvā samādhiṃ samavāpnuyāt //21//

摆脱所有依附，所有对身体、子女、配偶、亲人、金钱的依附，超然于一切束缚之外，即可成就三摩地。

第 22 节

तत्त्वं लयामृतं गोप्यं शिवोक्तं विविधानि च ।

तेषां संक्षेपमादाय कथितं मुक्तिलक्षणम् ।।२२।।

tattvaṃ layāmṛtaṃ gopyaṃ śivoktaṃ vividhāni ca /

teṣāṃ saṃkṣepamādāya kathitaṃ muktilakṣaṇam //22//

主湿婆进入拉亚状态，即融入梵，与梵合一，从本质上揭示了真理，诠释了自由的真谛。此为机密。

不二论的理论和原则，在这一节经文中再次得到了确认。这些经文也清楚表明，格兰达牟尼是毗湿奴的伟大信徒。

我们的身体是一个土罐，意识寓在其中。问题是，意识和身体总被混为一谈。而实际上，意识和身体是两码事。理解这一点，便能摆脱所有欲望，摆脱所有欲望即是解脱。终结对所有对象的各类依附就是三摩地。只有彻底摆脱依附的人，才能臻达这罕见的三摩地。达于三摩地者，不坠轮回之世。

第 23 节

इति ते कथितं चण्ड समाधिर्दुर्लभः परः ।

यं ज्ञात्वा न पुनर्जन्म जायते भूमिमण्डले ।।२३।।

iti te kathitaṃ caṇḍa samādhirdurlabhaḥ paraḥ /

yaṃ jñātvā na punarjanma jāyate bhūmimaṇḍale //23//

哦，羯达！我已授你修习三摩地之法。三摩地难得。知道轮回不再发生，就意味着解脱——从生死轮回中解脱出来。

इति श्रीघेरण्डसंहितायां स्समाधियोगो नाम सप्तमोपदेशः समाप्तः ।।

iti śrigheraṇḍasaṃhitāyāṃ samādhiyogo nāma saptamopadeśaḥ samāptaḥ //

《格兰达本集》第七章就此结束。

《格兰达本集》全书就此结束。

译后记

说到瑜伽，人们首先想到的是哈达瑜伽。

哈达瑜伽又有经典与当代之分。经典哈达瑜伽与当代哈达瑜伽不同。这种不同，主要是导向的不同。简单来说，经典哈达瑜伽是三摩地导向的，以解脱为目标；而当代哈达瑜伽则主要是身体导向的，以身体的健康和优美为目标。

经典哈达瑜伽也关注身体，因为身体乃是解脱的条件和工具，“虚弱之身不得解脱”。当代哈达瑜伽，本质上是经典哈达瑜伽中身体相关内容的当代阐释。

当代哈达瑜伽也有灵性追求。当瑜伽练到一定的阶段，灵性需求自然显现，回归经典哈达瑜伽将成为一种必然。

哈达瑜伽，无论经典与当代，皆植根于古老的哈达瑜伽经典。对瑜伽经典的兴趣和研习，既是瑜伽成就的证明，又是取得更高瑜伽成就的条件。

哈达瑜伽的核心经典，主要包括《哈达瑜伽之光》《格兰达本集》《希瓦本集》《牧牛尊者百论》《雅伽瓦卡亚瑜伽》等。其中，最早引入中文世界的，便是《哈达瑜伽之光》。“瑜伽文库”版《哈达瑜伽之光》实为中国瑜伽界第一本真正意义上的经典哈达瑜伽实践指南。

读者手上拿到的这本，是素有“哈达瑜伽小百科”之誉的《格兰达本集》在中国大陆的首个中文译本。在哈达瑜伽的经典谱系中，《格兰达本集》地位崇高，与《哈达瑜伽之光》可称双璧。

这两部哈达瑜伽经典，理论上互融互补，而具体指导上却不尽相同。这种不同，凸显了哈达瑜伽体系的复杂性和实践的多路径性。读者正可在对比阅读中发现并逼近一个相对完整且真实的哈达瑜伽的世界。

这部书的注释者是当代瑜伽哲学权威萨海教授，翻译则由我和灵海博士共同完成。担任校译的是陈涛先生。陈涛先生是包括帕坦伽利《瑜伽经》在内的多部瑜伽经典的校译者，他学养有素，批削允当，恒以求道之心对待经典之译介。由他校出的这部《格兰达本集》，是可以放心阅读的。

萨海教授以其鞭辟入里的注释将古老的经文带入当下语境，又在我们翻译的全程给予无私的帮助。翻译过程中每遇梵文问题，全赖王东旭先生、曹政博士、周祥杰博士一一开解。陆圆圆女士绘制的插图，精美而准确，可匡言不尽意之弊。十数年来，四川人民出版社何朝霞编审，为“瑜伽文库”中每一本经典的出版问世，付出了不容忽视的热情和心血。在此一并感谢。

最后，要特别感谢浙江大学和浙大城市学院给予我宽松的环境和大力的支持，为我筑起一座求道者的“理想的小屋”，让我可以不分心地专注于学术研究和经典译介工作。

愿尊者指引每一位瑜伽行者稳步行走在这哈达之路上。唵！

愿每一位瑜伽行者悦纳这部《格兰达本集》。唵！

王志成

2023年5月20日

于杭州紫金港／浙江大学